海派中医名家学术思想研究论丛·岳阳名医临证精粹

总主编 郑 莉 周 嘉

浦蕴星
针灸学术经验集

主 编 韩建中 徐 佳 梁瑞珑
主 审 浦蕴星

上海科学技术出版社

图书在版编目(CIP)数据

浦蕴星针灸学术经验集 / 韩建中,徐佳,梁瑞珑主编.—上海:上海科学技术出版社,2020.1
(岳阳名医临证精粹)
ISBN 978 - 7 - 5478 - 4555 - 4

Ⅰ.①浦… Ⅱ.①韩… ②徐… ③梁… Ⅲ.①针灸疗法-中医临床-经验-中国-现代 Ⅳ.①R246

中国版本图书馆 CIP 数据核字(2019)第 298097 号

浦蕴星针灸学术经验集
主编 韩建中 徐 佳 梁瑞珑

上海世纪出版(集团)有限公司
上海 科 学 技 术 出 版 社 出版、发行
(上海钦州南路 71 号 邮政编码 200235 www.sstp.cn)
浙江新华印刷技术有限公司印刷
开本 787×1092 1/16 印张 6.75
字数 95 千字
2020 年 1 月第 1 版 2020 年 1 月第 1 次印刷
ISBN 978 - 7 - 5478 - 4555 - 4/R・1902
定价:45.00 元

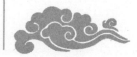

内容提要

　　本书是"岳阳名医临证精粹"系列丛书中的一种，介绍了上海中医药大学附属岳阳中西医结合医院名医浦蕴星的从医之路、学术影响和临证经验。全书分为名医之路、学术思想、经典医案医话、名医工作室团队跟师心得体会集萃、附录五部分。浦蕴星为上海市名中医、海派中医奚氏针灸流派第二代传承人，在继承传统针灸理论的基础上，又发扬了奚氏针灸的特色诊治及特色针法。书中医案涉及内科、外科、妇科、五官科等临床各科疾病，并详细阐述了头痛、类风湿关节炎、子宫肌瘤、慢性肾炎等优势病种的病机、治疗、学术经验等内容，且收录了主要传承人在跟师学习实践中的体验或领会，有利于读者提高对疾病的认识、理解和研究。

　　本书可供针灸医师、针灸研究人员、中医院校师生及广大中医爱好者参考阅读。

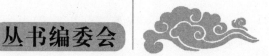

丛书编委会

总主编

郑 莉 周 嘉

副总主编

郝微微 李 斌 沈 雁 梅国江 朱 亮

顾 问 （按姓氏笔画排序）

王清波 东贵荣 乐秀珍 朱南孙 严隽陶

吴焕淦 何立人 何星海 余小明 张 天

张秋娟 陈汉平 金利国 房 敏 赵粹英

是全福 凌耀星 浦蕴星 黄振翘 曹仁发

彭培初 鲁孟贤

编 委 （按姓氏笔画排序）

马晓芃 王 怡 刘慧荣 孙武权 肖 达

吴士延 周韶虹 顾 非 钱义明 徐 佳

董 莉 鲍春龄

编写办公室

汤 杰 闫秀丽 任 莹 徐邦杰 吕凯荧

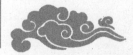

编委会

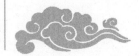

序 言

我与浦蕴星早在上海市卫生局直属中医门诊所时即为同事,那时浦蕴星参加科室办的"针灸学习班",我承担部分授课工作,从此浦蕴星尊我为师,我视她为友,每至新春佳节,必会接到她的拜年电话,深重情谊,缅怀于心。

在参与上海中医学院(今上海中医药大学)课堂教学、临床教学、国际针灸培训、编写教材等工作中,我们多有交流,同为中华人民共和国中医针灸临床、教育、科研的发展做出了一定的贡献。2011年我们一起获得"上海市名中医"荣誉称号。

浦蕴星产校护理出身,先为科室针灸助理,后参加上海市政府"中医师带徒班"培养进杏林之门,师从奚永江教授。行针灸之路刻苦坚韧,终成上海中医药大学附属岳阳中西医结合医院针灸科带头人。浦蕴星注重古代针刺手法的临床应用,手法操作独树一帜,曾为上海中医药大学教学电影《针刺手法》的主要操作者,可见其示范性和代表性。

浦蕴星学生韩建中、徐佳、梁瑞珑专程来上海中医药大学附属龙华医院看望我,告知《浦蕴星针灸学术经验集》即将出版。该书为浦蕴星师徒共著,撰写之初得到浦蕴星悉心指导,成书之时浦蕴星已与世长辞。韩建中、徐佳也是我的学生,深谙我与浦蕴星莫逆之情,特来邀请我为之写序。

《浦蕴星针灸学术经验集》收录了20世纪浦蕴星亲笔记录整理的医案医话,也有学生们整理浦蕴星2013—2017年诊治患者的典型验案。我了解到学生们利用手机App"病历夹"的功能,记录了浦蕴星诊治每一个患者的门诊病历,包括每一次的治疗用穴、针刺部位照片、患者检查检验照片等资料,可谓翔实有据。

我已逾上寿之年，虽未及详解，亦知《浦蕴星针灸学术经验集》必为宝贵经验之作，故乐为之序。

（李鼎）

己亥年（2019 年）腊月初二

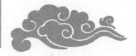

目 录

第一章
名 医 之 路

第一节 人物简介

浦蕴星(1935—2017),女,上海市名中医,主任医师,上海人。浦蕴星出生在一个知识分子家庭,父亲曾任上海市宝山区教育局局长。1949年11月加入中国新民主主义青年团,1985年加入中国共产党。1952年7月从上海市立高级产校护理专业毕业后,被分配至上海市卫生局直属中医门诊所(后改为上海市公费医疗第五门诊部,以下简称五门诊;为上海中医药大学附属岳阳中西医结合医院前身,以下简称岳阳医院)担任针灸助理。1955年11月组织推荐她参加上海市卫生局举办的第一届中医带徒班(六年制)学习,师从奚永江,至1961年10月毕业。之后转中医师岗位,从事针灸专业工作。随后参与针灸科管理工作,历任针灸科负责人、副主任、主任,创办针灸科病房。浦蕴星参与教学工作,兼任上海中医学院(今上海中医药大学)针灸推拿系讲师、副教授,针灸临床教研组副主任等职。

浦蕴星从事中医临床、教学工作65年,是中华人民共和国海派中医针灸的杰出人才,2011年上海市成立"浦蕴星上海市名老中医学术经验研究工作室"传承其经验。

第二节 缘起、传承与发展

浦蕴星参加工作即任针灸助理,从此与针灸结下一生之缘。浦蕴星总说自己遇到了沪上中医针灸发展的好时期,遇到了中华人民共和国成立后政府培养中医的好机会,跟随奚永江老师学习终身受益。奚永江在五门诊创办上海市公立医院第一家针灸科,并在科室办"针灸学习班",利用下班时间培养针灸人才。浦蕴星积极参加,认真学习。1955 年 11 月浦蕴星被组织推荐至上海市卫生局举办的第一届"中医师带徒班"(六年制)学习,担任五门诊学员的班长。1961 年 10 月毕业,"中医师带徒班"(六年制)的学习为浦蕴星打下了扎实的专业基础。第一届"中医师带徒班"是中华人民共和国成立后上海市政府正规培养的首批中医专业人才,早于上海中医学院(今上海中医药大学)毕业生。上海市卫生局后认定相当"大专"学历,并出具学历证明。

浦蕴星之后不断进修学习,孜孜不倦提高专业水平。1961—1962 年参加上海市中医学会主办的上海市中医师进修班并获结业证书。1961—1966 年组织统一安排在五门诊各科轮转,浦蕴星先后跟随严二陵、张凤郭、蒋文芳、石幼山、朱锡祺临诊学习。其间又于 1964—1965 年参加上海市中医学会主办的上海市针灸医师进修班并获结业证书。1979—1981 年浦蕴星先后到上海市第一人民医院神经内科和上海第一医学院附属华山医院(以下简称"华山医院")神经内科脱产进修 2 年,掌握神经内科疾病的西医知识和技能。

浦蕴星一步一个脚印,扎实工作,不断进步。转中医师岗位后,她的专业技术职务因 1978 年全国职称评审工作恢复得以逐步晋升,先后任岳阳医院针灸科主治医师(1978 年)、副主任医师(1986 年)、主任医师(1994 年)。浦蕴星作为学有建树,术有专攻的典型代表,逐步参与针灸科管理工作,1970 年任针灸科负责人,1974 年创办针灸科病房,是上海市公立医院首家针灸病房,建立一系列针灸病房管理制度,为上海市公立医院中医针灸临床的发展做出了历史性的贡献。1981 年 11 月浦蕴星任针灸科副主任,1986 年任针灸科主任,至 1995 年 11 月退休。

浦蕴星中医针灸理论功底扎实,作为专业骨干参与上海中医学院(今上海中医药大学)教学工作。1973—1974 年派往上海中医学院教改小分队,赴川沙县江镇卫生院任教师工作。1979—1984 年兼任上海中医学院针灸讲师,在《经络腧穴学》《刺灸法》《针灸治疗学》课程中,为中医医疗系 77、78、79 级,针推系 80 级,针灸推拿系推拿专业 82 级、83 级的课堂授课。临床承担十五期国针班、西学中班、针推系本科生的带教工作。1987—1989 年,指导 2 名硕士研究生的毕业论文,参加毕业生论文答辩,担任答辩专家。1984—1987 年兼任上海中医学院三部针灸临床教研组副主任,同时获教学职称。1980年被评为讲师,1991年被评为副教授。先后参与《针灸学概要》国针班教材、《新编中国针灸学》(裘沛然、陈汉平主编)、《中国针灸学》(法语版,陈汉平主编)、《针灸治疗学》(乐秀珍主编)4部教材、著作的编著工作。

浦蕴星是最早参加我国中医药对外文化交流活动的专家之一。卫生部在上海中医学院(今上海中医药大学)成立上海国际针灸培训中心,奚永江任培训中心副主任,负责教学工作。1975—1979年浦蕴星调至国际针灸培训中心,负责二期留学生班、国际针灸提高班的教学工作。浦蕴星于1987年参加世界针灸学会联合会第一届学术大会;1988年赴法国针灸讲学1个月;1991年赴阿联酋、卡塔尔讲学和针灸医疗工作;1995年赴比利时、瑞士讲学。浦蕴星将中东工作期间的临床疑难病治疗验案进行整理,于1997年主编出版《三十五年临床经验(法语版)》,为中国传统医学与世界各国的文化交流做出了贡献。奚永江曾评价她:"浦蕴星同志长期从事针灸临床和教学工作,积累了不少宝贵经验。参加国际针灸班、针灸推拿等专业教学工作获得学员们好评。"

20世纪50年代浦蕴星参加奚永江首创"水针疗法"的临床研究,较早地开展临床科研工作。浦蕴星担任针灸科主任后,与时俱进,对神经内科、外科、妇科方面的疾病进行研究,开创岳阳医院针灸科科研工作之先。1980年作为主要负责人,进行"针刺治疗丹毒急性发作临床疗效"观察研究;1984—1985年作为奚永江课题组成员参与"针刺治疗早期类风湿性关节炎临床观察"研究,作为主要负责人完成临床观察"耳压疗法治疗胆结石胆囊炎"课题。1986—1990年作为课题组主要负责人之一,参加国家科委"七五"攻关课题"针刺治疗类风湿关节炎临床与机制研究";作为临床研究组主要负责人,完成了"类风湿关节炎病因病机临床疗效针刺手法150例"的研究工作,该课题通过国家卫生部验收时获得高度评价。1991—1995年,作为课题组长主持上海市高教局课题"针刺奇经穴位促排卵的临床与实验研究",完成单纯用针刺促排卵约63例临床观察。还参与泌尿系、肛肠手术的针刺麻醉课题的临床操作,与上海市第六人民医院、华山医院等相关科室协作,对视神经萎缩视网膜色素变性进行临床实验研究。她将导师的学术经验、主持的临床研究工作进行总结发表,公开发表文章16篇。20世纪70年代末至80年代初,浦蕴星潜心研制的"督罐",获得国家实用新型发明专利。在职期间担任上海市针灸学会针灸器材委员会委员,临床组组长。

浦蕴星杏林圣手，德医双馨。临床擅长三叉神经痛、头痛、急性阑尾炎、丹毒急性发作、急性腮腺炎、闭经、不孕症、传染性肝炎、支气管哮喘、急性泄泻、小儿脑发育不全等病症的针灸治疗。开设类风湿关节炎、颈椎病、不孕不育症、脑发育不全等专题门诊。她待患者如亲人，急患者所急，痛患者所痛。对满足慕名而来的患者不限号，患者所求无有不应。她对每位患者认真负责，不惜花费时间，为诊治患者经常将午饭时间一推再推，退休后依然坚持为患者服务 20 余年。

浦蕴星在一个讲勤奋、讲责任、讲进步、讲友爱、讲谦让的知识分子家庭中长大，培养了自尊自强、见贤思齐、谦虚低调的好品格。她一生获得多项荣誉，1982年、1983 年领导的外国医师教学小组被评为院级先进集体；1984 年被评为院级先进个人；1985 年带领的针灸科被评为医院"百日竞赛"的先进集体，1989 年、1990 年获上海市卫生局"百日竞赛"集体奖；1990 年，被评为岳阳医院先进个人、上海中医学院"三八"红旗手，所领导的针灸科被评为医院"三八"红旗集体。浦蕴星因在中医针灸专业道路上长期坚持不懈努力奋斗、认真细致做事而得到同行的认可，受到晚辈的尊重。原岳阳医院张天院长给予浦蕴星高度评价："工作认真细致，对待患者热情负责。临床经验、针灸操作、专业理论有良好水平，在教学方面善于表达，讲究方法，诲人不倦。"

鹤发银丝映杏林，丹心热血育新花。2011 年浦蕴星被评为上海市名中医，同行评议认为，浦蕴星学术成就中最突出的，是注重临床针刺手法研究，擅长运用古代针法，为上海中医药大学录制针刺手法教学影片的针刺手法操作者，是保持传统针刺手法临床应用的代表性人物。2011 年上海市成立"浦蕴星上海市名老中医学术经验研究工作室"传承其经验，工作室成员有韩建中、徐佳、奚德培、梁瑞珑、朱润佳、曹前、周愉、万怡、吕瑛。浦蕴星朝枚之年，每周半日临床带教，诲人不倦，带教继承人 10 余名。

巾帼翘楚杏林美，高风垂范后学长。2009 年浦蕴星首先提出"奚氏针灸流派"是沪上近代针灸流派的一支，奚永江是奚氏针灸流派创始人之一的论点。上海近代中医流派临床传承中心确立浦蕴星为奚氏针灸流派代表性传人，2011—2017 年浦蕴星先后收韩建中、徐佳、梁瑞珑、曹前、顾沐恩为继承人，开始了有计划、有组织的传承工作。在浦蕴星的指导下，奚氏针灸团队申报 2011 年第一轮上海市中医药事业发展三年行动计划"奚氏针法特色技术传承研究"项目获得立项。项目专家论证认为，奚氏针灸学术思想和特色诊疗技术符合中医流派的三个特征：一是独特的学术思想和鲜明的诊疗特色，二是传承三代以上，三是有代表性传承人，"奚氏针灸流派"由此被认定。该项目以浦蕴星作为奚氏针灸流派代表性传人，韩建中、徐佳为项目负责人，岳阳医院针灸科医生作为继承人团队，推广研习奚氏针灸学术思想和临床特色技术。2014年初，年近八旬的浦蕴星亲自带队，赴加拿大多伦多拜访奚永江，带去了上海中医药发展办公室、上海市中医药学会、上海中医药大学、岳阳医院等各级领导的信函，汇报上海在"奚氏针灸流派"传承所做的工作，进一步取得流派创始人奚永江的指导。浦蕴星在上海近代中医针灸流派发掘、整理、创新方面做出了历史性贡献。

浦江银针，蕴慈善星。浦蕴星六十五载耕耘杏林、发扬岐黄、青囊相传，悬壶济世，不愧为新中国沪上一代名医。

第二章
学 术 思 想

奚氏针灸是海派中医较为有特点的针灸学流派,肇始于奚桂祥,其以《灵枢》为基,结合临床实践逐步形成了奚氏针灸学术思想的雏形;奠基于第二代传人奚永江,奚永江在总结其父学术观点的基础上,结合自身临证经验,精研古籍,填充了奚氏针灸学术思想的血肉;第三代传人浦蕴星、奚德培等,进一步总结提炼,形成了沉淀厚重的学术思想;第四代传人韩建中、徐佳进一步以专病专科诊治研究为重点,不断拓展奚氏针灸的学术内涵;第五代传人梁瑞珑、曹前、顾沐恩等正全面开展奚氏针灸传承、创新、发展工作。在几代传承过程中,奚氏针灸立足传统中医及针灸理论,结合时代医学发展特点,形成了奚氏特色诊治、奚氏特色针法等于一体的学术体系。浦蕴星之学术思想与奚氏针灸一脉相承,又具有自己独特之处。

一、立法当活,切诊为先

经络切诊是指在经络理论指导下,医者运用手指指腹在经络循行体表投影处和腧穴所在部位以适当的力度进行推按、触摸、循压等操作,以扪查其异常变化来确定疾病的病位、病性的辨证方法。

奚氏针灸流派将经络穴位切诊放在临证之首,认为现代化的今天,虽现代诊察仪器发达,然而许多功能性病变早期,现代仪器并不能检查出有诊断意义的阳性结果,从而无法进行有针对性的治疗。中医辨证在此方面有极大的优势,《灵枢·海论》曰:"夫十二经脉者,内属于府藏,外络于肢节。"指出人体脏腑肢节通过经络联属形成一个有机整体,故当机体功能失衡时,可在相应的经络及腧穴上出现异常表现;中医通过望闻问切四诊,可以及早发现机体功能的失衡状态;尤其在针灸临证,判断机体功能失衡状态,就切诊而言,在"独取寸口"的基础上当进一步行遍身切诊,如此可更多地获取机体失衡信息,从而指导临床立法。《素问·缪刺论篇》曰:"凡刺之数,先视其经脉,切而从之,审其虚实而调之。"《灵枢·刺节真邪》提道:"用针者,必先察其经络之实虚,切而循之,按而弹之,视其应动者,乃后取之而下之。"《灵枢·经水》指出:"审、切、循、扪、按,视其寒温盛衰而调之。"如此多的经文论述,可见经络切诊在针灸临证中的地位,非同一般。

在此,奚氏针灸流派再一次论及经络及腧穴切诊的重要地位,认为:中医临床辨证施治与经络腧穴的关系甚是密切,切诊中的体表按压、扪查更是针灸临床辨证施治的重中之重。如脏腑病在相应背俞穴、夹脊穴、腹募穴等处都会有压痛或敏感等异常反应,同时在四肢相应的原穴、络穴、郄穴、合穴等处也会有压痛等异常反应;《灵枢·九针十二原》曰"五脏有疾也,应出十二原,而原各有所出,明知其原,睹其应,而知五脏之害矣",说明了切诊在针灸临床诊断中有重要的地位;另《灵枢·背俞》中又提到"欲得而验之,按其处,应在中而痛解,乃其俞也",这也说明了切诊所找到的压痛点、敏感点及结节等异常表现既是作为诊断疾病的参考,也是治疗取穴的依据;同时经络及腧穴切诊还是针灸临床判断疗效的客观指标之一,在进针前后进行切诊异常部位的比较,并根据患者主观感受来判断疗效。

奚氏切诊注重遍身切诊,且多分部进行,分别在下肢部、胸腹部、背部、上肢部及头部进行多部切诊。四肢及头部腧穴切诊时,多观察经脉体表循行路线上及相关腧穴处是否有压痛、结节、肿块、浮实感、凹陷等;如机体实证多表现相关腧穴处浮实感和压痛感,虚证多见相应穴位处凹陷等。

胸腹部切诊时,奚氏推崇"急则看脉,缓则查腹",意即急性病多在脉象上有所显现,诊脉可知病之寒热虚实;慢性病则在腹部表现出较为明显的体征,故查腹可知其病因之所在。腹部一般可划分为上腹、脐腹、少腹、小腹,每一部分均分布有不同的经络与器官;上腹属太阴,脐腹属少阴,少腹属厥阴,小腹属冲任。上腹按之或胀或痛,其痛所累为太阴经,多属脾胃病变;腹痛绕脐,或脐周深部有包块,脐痛所累及少阴经,所属肾气不足;两少腹按之作痛,其病多累及厥阴经,多属肝气郁结为病;小腹按之或痛或胀,多属子宫膀胱为病等。

背部切诊时大多观察背俞穴及其邻近处的皮下组织有无隆起、凹陷、松弛和皮肤温度的变异等反应现象,以此分析判断属于某一脏或经的疾病;四肢内脏疾患通常在夹脊或督脉、背俞上有压痛,用拇指按压扪查,以压痛点为穴,疗效为佳;脊间韧带有压痛,取督脉穴;脊旁韧带有压痛,取夹脊穴;背俞穴有压痛,取背俞穴;膀胱经背部两条经络各有侧重,急性痛症用夹脊或者督脉穴加上背俞穴,慢性病则应加上膀胱经第二侧线的穴位,以加强疗效。

奚氏指出,由于阴阳经络气相交贯,脏腑腹背气相通应,阴病行阳,阳病行阴。因此在治疗时应从阴引阳,从阳引阴,即属于阴性的病证(脏病、寒证、虚证),可取位于阳分(背部)的背俞穴;属于阳性病证(腑病、热证、实证),可取位于阴分(胸腹部)的募穴。

另外奚氏临证时不拘常法,识常达变,强调医道贵在彻悟医理,须知常达变,不可拘于前人某病、某证、某穴、某法之说,当因人、因病、因证、因效而立法,当准确辨证,灵活施治。认为任何治疗方法均非万能之法,不可偏拘一法而疗诸疾,或可取效,或不效,或坏病,故不可以一疗全。特别注意针灸临证时整体观念的贯彻,对于以局部症状表现为特点的病证,在治疗局部症状的同时,切不可忘记究其根本,标本同治。关于针灸方法的选择,当根据临床疗效孰优作为标准来选择,如病证在某一阶段宜针,某一阶段宜灸,某一阶段宜针药合用,某一阶段不宜针灸等。病证不同,治疗各异。辨明病证阶段特点、病变经络特性、机体刻下功能状态,后定治疗法则,整体局部结合。

二、针法根古,应时而变

奚氏针灸流派主要传承人浦蕴星认为针刺手法虽古来有诸多演变,诸多发挥,然针法万变皆当根于《内经》,正如《荀子·儒效》中所说"千举万变,其道一也"。浦蕴星同时指出,针法根于《内经》,但要变于临证,亦如《韩非子·五蠹》所说"事异则备变"。

浦蕴星指出,所谓不变,即是天地阴阳运行规律不变,一年仍有四时,一天总有日夜,在于人身,脏腑未变、经络亦存;所以我们的针法仍要以《内经》为根,此为不变。然而时世的更替,环境的变化,现代科技的发展,改变了我们的思想、改变了我们的体质、改变了我们的生活方式,所以我们的针法在不离根本的前提下也要随之改变,即针法的应用一定要结合当时的诊察技术及人体体质特性,灵活调整针法方案,比如针刺的量和度、针具的选择、针刺时间的选择以及针刺与现代诊疗方法的结合等;方案或简或全,当灵活应变,不可固守一法,此为应时而变。

三、督脉背俞，经穴核心，培元正本，浅刺卧针

督脉行于背部正中，总督一身之阳，为"阳脉之海"或称"阳脉之总督"。其与全身各阳经都有联系，与足太阳经脉联系最为密切，《灵枢集注·背俞》曰"五脏之俞，本于太阳，而应于督脉"。《素问·骨空论篇》"督脉者，起于少腹……其络循阴器，合篡间，绕篡后……至少阴与巨阳中络者"，此巨阳即足太阳膀胱经，意指督脉在前后二阴附近与足太阳膀胱经有分支互相会合。此篇另有经文描述督脉"与太阳起于目内眦，上额交巅上，入络脑，还出别下项，循肩髆内，侠脊抵腰中，入循膂，络肾"；在《灵枢·经脉》中详细描绘了督脉与膀胱经的联络线："督脉之别，名曰长强，挟膂上项，散头上，下当肩胛左右，别走太阳，入贯膂。"可见督脉与足太阳经脉之气是相互贯通、重合而行的，体内各脏腑亦通过足太阳经上的背俞穴与督脉脉气相通，故脏腑功能活动也受督脉经气的影响。

另外督脉与十二经脉亦有着密切的联系，《灵枢·营气》曰"上行至肝，从肝上注肺，上循喉咙，入颃颡之窍，究于畜门。其支别者，上额，循巅，下项中，循脊，入骶，是督脉也"，这证实了督脉与十二经脉的联系；又有《子午流注说难·始终根结》曰"凡用针者，必通十二经脉之始终……始于任而终于督"，所以全身十二经脉皆可论治于督。由上所述可以得出督脉有统领五脏六腑，调和内外，荣养左右，宣导上下之能。

足太阳膀胱经在十二经脉中，循行从头至足，经络最长，穴位最多；五脏六腑经气输注于背部的背俞穴全部分布在足太阳膀胱经第一侧线上，并居位置的高低排列，与脏腑位置大体相应，如《类经》云"五脏居于腹中，其脉气俱出于背之足太阳经，是为五脏之俞"，由此可见背俞穴既反映经络的作用又反映脏腑的功能，作为脏腑之气输通出入之处，内应脏腑，反注于背部。此外在人体躯干前后经脉所占比例也可以看出督脉与膀胱经的重要地位；在躯干前部有循行方向向上的足三阴经和任脉，又有方向向下的足阳明胃经，而躯干后部只有循行方向向下的足太阳经脉和方向向上的督脉，躯干前后的经脉功能活动共同维持着躯干的平衡，这种比例也正突出了督脉与膀胱经的重要性。

综上，正因督脉穴与背俞穴所在经络及其本身特性，奠定了其在经穴中的核心地位。

浅刺卧针法是奚氏结合《内经》针法中半刺、毛刺、直针刺等浅刺法演变而来,刺手拇指、示指持针柄,中指扶持针身,中指指尖与针尖相平;针刺时刺手中指与辅手大拇指配合紧压穴位皮肤,快速进针后,紧压穴位不放松,同时刺手拇、示指于针柄上行小幅度捻转补法,留针时卧倒针身以守其气;此针法刺激量轻,损伤小,不伤正气,可扶正固本,正如《灵枢·终始》篇所论"脉虚者,浅刺之,使精气无得出,以养其脉,独出其邪"。

奚氏对素体虚弱、久病体虚等有本虚之人,多应用浅刺卧针法于处于核心地位的督脉穴及背俞穴上,以扶助正气,固本培元,并认为这是针刺治疗时取得远期疗效的关键所在。

四、针法守气,意指相协

奚氏认为,针灸临证时,从持针预刺之时即当收神守意,同时配合手指的应用达到气至病所的目的;浦蕴星在行针法时,更加注重刺手中指的应用,并认为刺手中指是维持针感、稳定针感的关键。

浦蕴星指出,施针之时,当意念集中,同时刺手中指在进针时紧压穴位皮肤,起固定皮肤的作用,当用力将针尖向下快速刺入时,中指随之屈曲,将针刺入;在进针后扶持针身,协助拇、示二指作用力传达到针尖,达到得气、候气目的;在得气后中指仍不放松,避免针感忽有忽无、忽强忽弱,达到留气的目的;若要针感扩散或感传,用中指做旋揉动作,可使针感像水波涟漪状扩散;若意控制针感单向扩散或传导,用拇指捏住针柄,中指向意指的方向拨动针身;若做"短刺"手法,借助中指控制,使针尖在骨边上下磨骨,以达其效。

五、气穴肉节,刺之有别,针法提按,紧是关键

奚氏认为,针刺可分为刺"气穴"与刺"肉节"。穴位自身有双向调节作用,针刺最大作用是调气;气穴得气分深浅,在浅部候气,得气后逐步加深,推向深部,轻轻捻转,行九阳数为补的基本要求;在深部候气,得气后逐步提至中部,再由中部提至浅部,行六阴数为泻的基本要求。在上述补泻基本要求上可行紧按慢提和紧提慢按补泻手法,而在行紧按慢提和紧提慢按手法时,其关键都是紧,针尖要有黏、牢、紧的感觉不可放松,放松则气跟不上;紧可理解为重,慢可理解为轻;若认为刺激量轻和弱为补法,只对一半,因为如果是麻痹患者,轻手法不起作用,

要用重补法,泻法亦是同理。刺肉节有别于刺气穴,奚氏将气穴之外结节、皮下肿块、囊肿、筋膜等皆归于肉节,扩大了《内经》"肉节"之范围,奚氏刺此时不强调得气,中之即可。

第三章
经典医案医话

第一节 医 案

一、头痛

案 1

于某,女,35 岁。

初诊(2013 年 11 月 28 日)

[主诉] 全头胀痛半年余。

[病史] 患者半年前吵架后出现全头剧烈头痛,日夜无殊,影响睡眠,经期无加重,长期服用复方对乙酰氨基酚片、中药、针灸治疗,时好时坏。外院查头颅 MRI 无殊。近期头痛反复,月经常提前 1 周。刻下:后枕部、巅顶、前额疼痛,心情烦躁,伴胸闷气短。纳可,寐差,舌淡红边胖,苔薄白,脉弦细。

[诊断] 中医诊断:头痛;西医诊断:头痛。

[处方] 蠡沟(右)、太冲(右)、足临泣(左)、阳陵泉(左)、内关(左)、神庭、印堂、承浆、膻中、中脘、气海、跗阳、大椎、神道、肝俞、脾俞、小肠俞、腰俞、风府、哑门、风池、脑户、脑空。

方法:诸穴平补平泻法,仰卧位和俯卧位各留针 10 min。

二诊

针灸治疗后头疼缓解两日,自觉双侧颞部紧绷感,后枕部疼痛较甚,未服用止痛药。刻下:巅顶、左侧颞部胀痛,咽痒。

[处方] 大椎、神道、至阳、肝俞、小肠俞、腰俞、风府、哑门、风池、脑空、三阴

交、足临泣、外关、印堂、通天、头维。

四诊

头痛缓解，剧烈疼痛未作，头顶沉重，后枕部疼痛尤甚，眼眶疼，双眼睁不开，视物有黑点，右侧颈项部疼痛。

［处方］　足临泣(右)、太冲(左)、三阴交、神庭、本神、通天、定神、承浆、外关(右)、内关(左)、风府、哑门、风池、天柱、崇骨、曲垣、天宗、神道、肝俞、小肠俞。

六诊

末次月经(LMP)2月23日，量多，伴血块、腰痛，经停后腰痛未缓解，眼眶疼痛消失，头痛减轻。

［处方］　神庭、头临泣、印堂、承浆、合谷(右)、内关(左)、足三里(左)、三阴交、太冲(左)、足临泣(右)、风府、上天柱、崇骨、曲垣(右,切诊有压痛,傍针刺)、天宗(右)、神道、至阳、肝俞、十七椎(下)、小肠俞。

依前法针至第六次，头痛发作次数明显减少，持续时间缩短，剧烈头痛未再发作。

【按】　头痛病因繁多，神经痛、颅内感染、颅内占位病变、脑血管疾病、颅外头面部疾病以及全身疾病如急性感染、中毒等均可导致头痛。该患者排除头部器质性病变，属"神经性头痛"，可因激动、生气、失眠、焦虑或忧郁等因素使头痛加剧。神经性头痛性质为钝疼、胀疼、压迫感、麻木感和束带样紧箍感，患者可以整日头痛，头痛的时间要多于不痛的时间。本例患者表现为全头胀痛，以后枕部、巅顶、前额疼痛为甚，受情绪影响，证属气机失调，肝郁脾虚。治拟通调督脉，疏肝健脾。

督脉主气，且贯脊上脑，与足厥阴肝经会于巅顶，与肝肾关系密切，督脉之海空虚不能上荣充脑，髓海失养，则头重头痛。本例中交替使用神庭、印堂、风府、哑门、大椎、至阳等配合定神、承浆等通调任督，调畅气机；脑空、本神、肝俞、太冲、足临泣等肝胆表里经穴疏肝解郁，配合足三里、三阴交等健脾理气。首诊后头痛即可缓解两日，遵原方义继针，头痛可愈。

案2

张某，男，46岁。

初诊(1986年4月)

［主诉］　右颞及巅顶痛2日。

［病史］　有偏头痛病史6年余，反复发作，依药物止痛，近年来服麦角胺咖

啡因后缓解疼痛并不理想。本次因情绪波动诱发,疼痛激烈伴恶心、呕吐、烦躁,右颞部血管波动明显。血压：170/98 mmHg。已服麦角胺咖啡因疼痛不减。舌苔薄黄舌红,脉弦数。

[诊断]　中医诊断：头痛;西医诊断：头痛,高血压。

[处方]　① 对侧足窍阴、大敦各一穴。② 风池,外关,足临泣。

方法：先针刺第一组穴位,取针后 5 min 头痛渐减轻,10 min 后痛势显著缓解,20 min 已酣睡,40 min 拔针时谓头痛已除,为巩固疗效,嘱其连续针刺 2 日,均取第二组穴。

【按】　本例患者证属肝阳上亢,治拟疏肝潜阳。

(1) 头为诸阳之会,百脉之宗。外感、内伤、外伤均可造成。血管性头痛是常见类型之一,因头部血管舒缩功能障碍为主要特点,多因肝阳亢盛、肝火上炎,经络失于运达,或热邪循经上递,与清阳之气相搏,至煎灼伤络,或感寒邪,寒性凝滞,瘀塞经遂,阻遏经脉等引起。选用左右交叉取穴的"缪刺"法治疗邪客于大络病症。"井"穴位于四肢末端,末乃阴阳之气交通会合,络脉部散之处。故"缪刺"井穴可通络达邪,交通阴阳,恢复经络之气的正常运行。

经络学说中根结理论,指出十二经脉经气所起为"根",即经脉四肢循行会合的根源,指四肢末端的"井"穴。"结"是经气所归、终结,即经脉在头、胸、腹部循行流注的归结。说明了经气上下内外相应,四肢与头身躯干的密切联系。"井"穴为根,更突出了四肢"井穴"重要性。《内经》在阐述经络理论时,十二经以六经为主,手足阳经根于井,"结"于头部。

(2) "缪刺"井穴治疗法强调运针时间要长,因为经气传导有一定的速度。选取远在四末的"井穴",通过得气后的快速持续数分钟运针,使气至头部,达病所,乃使气至而有效也。

二、腰痛

案 1

谷某,女,74 岁。

初诊(2014 年 4 月 10 日)

[主诉]　腰痛伴右下肢放射痛 5 年余,加重 10 日。

［病史］ 患者5年来腰痛反复发作，活动劳作后加重，休息后缓解。查体：腰椎生理弧度尚可，右侧直腿抬高60°，加强（＋），"4"字试验（－），未及明显压痛。右下肢膀胱经切诊：外踝上3～7寸条索结节感明显。辅助检查：2014年3月31日腰椎X线示：脊柱退行性改变，腰3椎体轻度向前滑脱。近10日来搬重物后出现右下肢放射痛，以后侧为主，无麻木，无感觉异常，休息不能缓解。

［诊断］ 中医诊断：腰痛；西医诊断：腰椎间盘突出症。

［处方］ 肾俞(右)、腰阳关、大肠俞(右)、关元俞、秩边、殷门、委中、阿是穴。

方法：外踝上3～7寸条索结节感处以3寸针平刺，针向病所。

二诊

诸症同前，以小腿肚、右踝后侧疼痛为主。

［处方］ 大肠俞、关元俞、腰眼、秩边、殷门、委中、飞扬、昆仑、上髎、次髎。

三诊

疼痛减轻。查体：腰椎未及明显压痛，右下肢经络切诊条索状不明显。

［处方］ 大肠脊、关元脊、小肠脊、肾俞(双)、秩边、殷门、委中、昆仑、飞扬、大肠俞。

【按】 腰椎间盘突出症系由于腰椎间纤维环退变或外伤发生裂隙，在外力作用下，使髓核等椎间盘组织向后或后外方膨出或突出，刺激、压迫脊髓神经根，进一步导致神经根炎症、神经根营养障碍和传导性损害，出现腰痛、坐骨神经痛，甚至明显的神经功能障碍的一种疾病，是目前临床上的常见病和多发病。

腰椎间盘突出症属中医"腰腿痛"范畴，与风寒、瘀血、肝肾等内外因素有关。此是外邪为标，肾虚为本，依据急则治其标、缓则治其本的原则，认为腰椎间盘突出症的"疼痛"为标，以局部取穴、疏经通络为主要手段，以缓解消除疼痛。常规选取腰部背俞或夹脊穴，及病变经络为主。本病例中病变累及部位主要以足太阳膀胱经为主，在经络切诊中可及右下肢足太阳经上条索结节样改变，所谓"有诸内者，必形诸外"，在治疗前进行经络切诊，切诊的阳性部位既是疾病的外在反应，同时也是治疗的部位，治疗后的变化情况也是检验疗效的客观指标之一，在此处施治，可奏事倍功半之功。因此三诊之后，患者疼痛显著减轻，右下肢阳性条索结节状反应点也无迹可寻。

案 2

童某,女,55 岁。

初诊(2014 年 12 月 4 日)

[主诉] 腰部疼痛伴双下肢疼痛,左下肢麻木 10 余年。

[病史] 患者 30 岁时,因外伤致腰部椎弓骨折,当时双下肢活动不能,后当地医院行手术治疗,手术后半年开始能站立,1 年后可以行走,但遗留有左下肢麻木,腰部疼痛。8 年前患者因劳作后腰部疼痛,下肢麻木加重,遂再次当地医院行手术治疗,术后,诸症未见明显改善。2014 年 1 月 10 日腰椎磁共振提示:$T_{11} \sim L_1$,$L_5 \sim S_1$ 椎间盘膨出,L_5 椎体向前滑脱,提示两侧椎弓不连。查体:背部 $T_5 \sim T_7$ 右侧棘突旁压痛明显,伴有节结,$T_{11} \sim S_1$ 两侧棘突旁压痛明显,两侧腿部外侧压痛点,左侧下肢感觉敏感。左下肢腱反射亢进,病理征未引出。近日患者症状再次加重,当地医院建议再次手术,患者拒绝,遂我科就诊求针灸治疗。

[诊断] 中医诊断:腰痛;西医诊断:腰椎间盘突出症。

[处方] 取穴以背部痛点为基准,$T_5 \sim T_7$ 右侧棘突旁压痛明显,触之有节结,取对应 T_5、T_7 督脉穴,腰部从 $L_1 \sim S_1$ 两侧棘突旁压痛明显,取两侧压痛对应腧穴,手术瘢痕上端取督脉腧穴向下平刺,长强穴向上平刺,以通督脉气血,两侧环跳,两侧陵后(经外奇穴,阳陵泉后),两侧腿部外侧压痛点,平针法。

二诊

疼痛较前减轻,麻木仍作。

[处方] 身柱、神道、至阳、肾俞、大肠俞、关元俞、中膂俞、环跳、风市、陵后。

三诊

疼痛进一步减轻,可短时间行走,麻木略有好转。

[处方] 身柱、神道、至阳、肾俞、大肠俞、关元俞、中膂俞、环跳、陵后、绝骨。

【按】 本例为长期腰痛患者,起初为外伤所致,久之发展致多节段的椎间盘突出,以及滑脱。目前症状较重,治疗上以局部取穴,疏经通络为主要手段,以消除疼痛,缓解麻木。取穴以痛点为主,因该患者查体在脊柱多个节段有明显反应点,并主要分布于督脉,因此贯通督脉气血就显得十分重要,为治疗之基础。此外在经络切诊中可及双侧足少阳经上敏感点,所谓"有诸内者,必形诸外",在治疗前进行经络切诊,切诊的阳性部位既是疾病的外在反应,同时也是治疗的部位,治疗后的变化情况也是检验疗效的客观指标之一,在此处施治,可奏事倍功半之功,不拘泥于穴位,而重视经络,对临床来讲更具意义。因此以上三诊之后,患者疼痛减轻大半,行走功能改善。

案3

吴某,男,77岁。

初诊(2014年10月16日)

[主诉]　腰痛2月余。

[病史]　患者近2个月来出现腰部疼痛,以右侧为主,伴右下肢沉重感,无活动不利,无间歇性跛行,否认外伤史,否认搬重物史。查体:双侧直腿抬高70°,腰椎各脊间、棘旁未见明显压痛,叩痛(一)。

既往2011年诊为淋巴瘤,行3次化疗,目前无明显不适;甲状腺良性肿瘤切除史,右侧输尿管中段切除术。

[诊断]　中医诊断:腰痛;西医诊断:腰痛。

[处方]　脾脊、肾脊、大肠脊、关元脊、腰眼、飞扬(压痛点)。

二诊

诉初诊后治疗当天缓解,后疼痛复作。

[处方]　飞扬(双,压痛点)、脾脊、胃脊、肾俞、志室、腰阳关、大肠俞、小肠俞、胞肓。

三诊

诉二诊后疼痛减轻十之八九,右下肢沉重感消失。

取穴同二诊。三诊后未再复诊。

三、颈椎病

案1

江某,女,31岁。

初诊(2014年10月23日)

[主诉]　颈项部疼痛伴头晕反复发作3年余。

[病史]　患者近3年来反复发作颈部疼痛,伴有头晕,时有恶心呕吐,劳累时加重,发作时伴有头部胀痛,无耳鸣,拎重物后左上肢自觉麻木。查体:神清,

颈椎生理弧度可,双侧颈肌肌张力显著增高,未及明显压痛,臂丛牵拉试验(一)。既往颈椎 X 片未见异常。

[诊断] 中医诊断:项痹;西医诊断:颈椎病。

[处方] C$_3$ 夹脊、肩中俞、肩井、大椎、腕骨(左)、天宗。

方法:夹脊、肩中俞采用捻转泻法,肩井透刺曲垣,天宗快针刺,余穴平针法。

二诊

双侧颈肌张力较前减低,疼痛减轻,头晕未作。

[处方] 风池、大椎、肩中俞、肩井(透曲垣)、身柱、腕骨(右)。

方法:肩中俞采用捻转泻法,肩井透刺曲垣,余穴平针法。

三诊

疼痛明显改善,头晕未作。

[处方] 风池、C$_6$ 夹脊、大椎、肩中俞、肩井(透曲垣)、身柱、腕骨(右)。

方法:夹脊、肩中俞采用捻转泻法,肩井透刺曲垣,余穴平针。

四诊

症情同前。

[处方] C$_2$、C$_6$ 夹脊,大椎,肩井(透曲垣),天宗,阳池。

方法:夹脊采用捻转泻法,肩井透刺曲垣,天宗快针刺,余穴平针。

五诊

颈肩部诸症悉减,腰部自觉酸痛僵硬不适。

[处方] C$_6$ 夹脊、大椎、肩井透曲垣、天宗(不留针)、身柱、大肠俞、十七椎。

方法:夹脊采用捻转泻法,肩井透刺曲垣,天宗快针刺,余穴平针。

六诊

诸症悉减。

[处方] C$_6$ 夹脊、大椎、肩中俞、肩井(透曲垣)、腕骨。

方法:夹脊采用捻转泻法,肩井透刺曲垣,余穴平针。

【按】 颈椎病属于中医"项痹"范畴,是由正虚劳损,筋脉失养,或风寒湿热等邪气闭阻经络,影响气血运行,以项部经常疼痛麻木,连及头、肩、上肢,并可伴有眩晕等为主要表现。在本病例中,患者查体双侧颈肌肌张力明显升高,浦蕴星以夹脊为主穴,并采用肩井透曲垣,相当于解剖学上斜方肌的位置,使用捻转泻法,降低肌肉张力,果然收得良好效果。

案 2

朴某,男,30 岁。

初诊(2014 年 8 月 14 日)

[主诉]　双手环指小指麻木 2 周。

[病史]　无明显诱因下出现双手环指小指麻木,左侧较重,既往颈椎病史 3 年,时有大拇指麻木,伴头晕。查体:两手感觉未减退,左侧生理反射未引出,右侧引出,颈部活动可,叩顶 T(−),椎间挤压 T(−),肌力正常。辅检:2014 年 8 月 7 日颈椎 MRI:$C_4 \sim C_5$、$C_5 \sim C_6$ 椎间盘后突。2014 年 8 月 13 日颈椎正侧位片:颈椎轻度退行性改变。刻下:项部僵硬,伴头晕,双手环指、小指及大拇指时有麻木,左侧较重。

[诊断]　中医诊断:项痹;西医诊断:颈椎间盘突出症。

[处方]　$C_4 \sim C_5$、$C_5 \sim C_6$ 颈夹脊、大椎、风府、风池、后溪、阳池。

方法:夹脊穴短刺达到一定深度摇动针尖弹拨,余穴平针。

二诊

症情同前。

[处方]　$C_4 \sim C_5$、$C_5 \sim C_6$ 颈夹脊、风府、大椎、阳池、后溪。

方法:夹脊穴短刺达到一定深度摇动针尖弹拨,余穴平针。

三诊

左手麻木较前好转。

[处方]　$C_4 \sim C_5$、$C_5 \sim C_6$ 颈夹脊、支正、腕骨。

方法:夹脊穴短刺达到一定深度摇动针尖弹拨,余穴平针。

【按】　本例颈椎病病程日久,表现以受累节段的麻木为主,浦蕴星主要针对神经根出口的夹脊穴,在针刺入一定深度之后进行针尖的摇动弹拨,其意义在于切割松解缠绕粘连的肌纤维,解除其对神经根的压迫。浦蕴星在本例中取穴不多,主要是结合解剖学,在重点部位使用针刺手法操作,松解粘连,从而解除局部刺激和压迫,达到事半功倍的效果。

案 3

胡某,男,69 岁。

初诊（2016 年 6 月）

[主诉] 颈项部板滞伴头晕 1 周。

[病史] 1 周前洗澡后突发颈项部板滞伴头晕,大汗淋漓,强迫仰卧位,颈项部活动受限,第二日晨起后好转。后行针刺治疗,头晕稍有好转,颈项部板滞仍有。无明显上肢麻木,无脚踩棉花感。素日常低头看手机,时有耳鸣。体格检查:旋颈试验(+),神经根牵拉试验(-),霍夫曼征(-),颈部前屈 30°,后伸 30°,左侧转 45°,右侧转 45°,伸舌居中,四肢肌力正常。辅助检查:头颅 CT 未见明显异常。颈椎间盘 MRI 平扫: $C_3 \sim C_4$, $C_4 \sim C_5$, $C_5 \sim C_6$, $C_6 \sim C_7$ 椎间盘突出,髓核变性。刻下:颈项部板滞,时有头晕,伴耳鸣,咳嗽、喷嚏时头痛。颈项部活动可。胃纳可,夜寐安,二便调。舌红苔白腻,脉沉。

既往史:既往无类似发作史,否认肿瘤病史、梅尼埃病病史,有高血压病史,服药后控制在 110/80 mmHg,血压稳定。过敏史:无。

[诊断] 中医诊断:眩晕;西医诊断:颈椎间盘突出症。

[治则] 滋补肝肾,强筋壮骨。

[处方] ① 百会、大椎、风池、肩井、肩中俞、肩外俞。② 至阳、肝俞、肾俞、腰阳关。

方法:双手拇指重叠以腹面行按压,沿颈椎两侧夹脊穴,大椎穴,约 2 min,放松板滞肌肉;针刺平补平泻。

四诊

3 次治疗后诉板滞头晕症状明显改善;续前方治疗,嘱 1 周 2 次,治疗 10 次巩固疗效。

十一诊

10 次治疗后,患者诉症状改善明显,嘱避风寒,勿长时间低头,门诊随访。

【按】 本病患者年近七旬,长期工作劳累,及不良习惯,致颈项部肌肉板滞,颈椎活动受限,稍有转动便产生头晕,偏头痛,皆为椎动脉受压引起。治疗时先采用拇指按压法来缓解肌肉紧张,微调小关节位置,按压频率慢,手法轻,以免因用力不当而加重症状。局部肌肉紧张缓解后,针刺颈夹脊并接电针,以疏经通脉,百会、大椎、至阳、腰阳关通调督脉,生发阳气,肝俞、肾俞行补法补益肝肾。

四、膝痛

案 1

李某,男,43 岁。

初诊(2014 年 7 月 31 日)

[主诉] 双侧膝关节畏寒 7 年余。

[病史] 患者 7 年前右膝关节韧带伴半月板损伤后出现畏寒,1 年后出现左膝关节畏寒,需佩戴特制羊皮护膝。2 个月前出现右膝后侧半月板撕裂。曾行温灸、推拿等治疗,未见明显好转。刻下:双膝畏寒,受凉后酸痛明显,无红肿热痛,无行动受限。

[诊断] 中医诊断:痹证;西医诊断:膝骨关节炎。

[处方] 大椎、至阳、腰阳关、血海、阴陵泉、膝眼(左)、足三里、曲泉(右)。

方法:腰阳关采用补法,余穴平针。

二诊

畏风减轻。

[处方] 大椎、至阳、腰阳关、命门、环跳、梁丘、陵上、足三里、血海、内膝眼、阴陵泉、曲泉、足三里。

方法:腰阳关采用补法,环跳快刺不留针,余穴平针。

结果:可取下护膝,畏寒明显减轻。

【按】 浦蕴星治疗本例膝骨关节炎并未循矩单纯使用膝关节局部穴位,而是先在督脉经穴上运用补法。督脉为阳脉之海,取阳中之阳大椎、至阳、腰阳关、命门等穴意在振奋人体阳气,盖本病患以畏寒为第一主诉,且病程日久,久病入络,使用督脉经穴能促进气血运行,改善局部症状。膝眼、梁丘、血海、曲泉等为治疗膝关节病的要穴,有疏通膝关节局部气血的作用。足三里、阴陵泉分别为足阳明胃经合穴及足太阴脾经合穴,有益气血,壮筋骨,利湿活络作用。诸穴合用,既有温经散寒之功,又有局部活血通络之效,因此二诊过后本病畏寒之症得以明显改善。

案 2

孙某,女,80 岁。

初诊(2014年4月17日)

[主诉] 双侧膝关节肿痛8年余,加重1年。

[病史] 患者8年余前无明显诱因下出现行走困难,以右侧为甚,无红肿热痛。查体:双侧膝关节畸形,屈曲受限,肤温不高。刻下:左膝关节疼痛明显,轮椅推入,时有胸闷心慌。舌红,苔黄腻。

[诊断] 中医诊断:痹证;西医诊断:膝骨关节炎。

[处方] 阳池(右)、神门(左)、膝阳关、曲泉、阴陵泉(左)、膝眼、膝髎(左)、三阴交、太溪、委中。

方法:考虑患者高龄,且紧张,予小剂量轻刺激,诸穴平针,拔针后翻身予委中穴快针。

二诊

2周前不慎摔伤,手肘着地,左膝肿胀消退,余症同前。

[处方] 梁丘、曲泉、膝阳关、内膝眼、阴陵泉(右)、阳陵泉(左)、太溪、委中。

方法:诸穴小幅度捻转平针,拔针后翻身予委中穴快针。

三诊

站立疼痛,左膝较甚。

[处方] 内膝眼、膝阳关、血海、曲泉、阴陵泉、丘墟(左)、照海(右)。

方法:诸穴小幅度捻转平针。

结果:肿胀好转,疼痛减轻。

【按】 膝骨关节炎属中医"痹证",多由长期承受风寒或膝关节外伤、慢性软组织损伤、退行性骨关节病变而致。因膝关节局部受损病变导致经络瘀阻、血液循环不畅,局部供血不足、代偿能力减弱而致骨膜增厚钙化、软组织挛缩粘连,而形成膝关节疼痛及其功能障碍症状。因此治疗此病时首先应改善膝关节周围血液循环,增强局部代偿能力,修复、清除炎症性病灶区,方可奏效。患者首次就诊时,因其精神紧张,且考虑患者高龄,耐受性较差,仅予小剂量轻刺激,并未行针感较强的补泻手法。在取穴上选用远端阳池通利三焦,行气活血止痛。局部仍选用常用膝眼、膝阳关、曲泉、阳陵泉、阴陵泉等,并在委中进行快针刺。根据痛点范围大小及其疼痛程度选取不同数量的穴位,配合适当的刺激强度,促使局部血液循环,增强局部代偿能力。

案3

张某,女,56 岁。

初诊(2014 年 6 月 26 日)

[主诉] 双膝疼痛反复发作 5 年,加重半年。

[病史] 5 年来双膝反复疼痛,上下楼梯疼痛加重,休息可稍有改善,遇冷加重,得热则减。曾长期针灸治疗,未见明显好转,遂来我科就诊。刻下:双膝疼痛,左膝僵硬,上下楼梯痛甚,平地行走尚可,未见红肿,被动活动可。

[诊断] 中医诊断:痹证;西医诊断:膝骨关节炎。

[处方] 陵上透曲泉(双)、阳陵泉(双)、委中(双)、内膝眼(双)、阴陵泉(双)。

二诊

疼痛明显减轻,左膝仍有僵硬感

[处方] 委中(双)、合阳(双)、陵上透曲泉(双)、内膝眼(双)、阴陵泉(双)、梁丘(双)、曲泉(左)。

三诊

右膝疼痛减轻,平地行走尚可,下楼梯加重。

[处方] 曲泉(左)、内膝眼(左)、陵上(右)、外膝眼(右)、阳陵泉(右)、梁丘(右)。

四诊

受凉后出现腹泻,大便不成形,口苦,咽部哽塞感,伴少量咳痰。膝关节疼痛好转。

[处方] 天柱、至阳、肝脊(右)、脾脊、大肠俞、委中、中脘、气海、陵上(左膝)、阳陵泉(左膝)、内膝眼(左膝)、陵上(右膝,透曲泉)、阳陵泉(右膝)、梁丘(右膝)、内膝眼(右膝)。

五诊

每日腹泻 2～3 次,腹痛减轻。

[处方] 取穴:颈夹脊、至阳、肝脊(右)、脾脊、腰阳关、环跳(与坐骨结节和股骨大转子成等腰三角形)、委中。左膝:陵上、阳陵泉、内膝眼。右膝:陵上透曲泉、膝眼、梁丘。

六诊

腹泻痊愈,膝痛明显改善,上下楼梯时尚有轻微膝窝疼痛。

[处方] 至阳、腰阳关、秩边(双)、委中、膝眼(双)、梁丘(双)、曲泉(双)、

陵上(双)。

七诊

膝痛基本缓解。

［处方］ 至阳、腰阳关、膝眼(双)、梁丘(双)、曲泉(双)、陵上(双)。

案4

朱某,女,51岁。

初诊(2015年4月2日)

［主诉］ 双膝疼痛7年余,加重2个月。

［病史］ 7年来双膝反复疼痛,近2个月因每日跳广场舞近2h,出现双膝关节疼痛加重,甚时夜间痛醒,久立久行加重,休息可略缓解。查体:双膝关节无畸形,右膝肿胀,双侧髌骨下压痛,肤温略高。

［诊断］ 中医诊断:痹证;西医诊断:膝骨关节炎。

［处方］ 足三里(双)、膝关(双)、曲泉(双)、内膝眼(双)、阴陵泉(右)、梁丘(右)、血海(右)、陵上(右)、太溪(双)、委中(双,刺络拔罐)。

二诊

双膝疼痛均较前有所缓解,左踝阵痛。

［处方］ 曲泉(双)、鹤顶(双)、外膝眼(双)、阳陵泉(左)、悬钟(左)、丘墟(左)、太溪(双)、膝关(右)、阴陵泉(右)、委中(双,刺络拔罐)。

三诊

疼痛较前减轻,以膝内侧为主。

［处方］ 膝关、内膝眼、阴陵泉、曲泉、血海(右)、丘墟(左)、太溪、委中(刺络拔罐)。

依上法,八诊后诸症悉减,右膝肿胀消退,左踝疼痛消失,双膝平地行走不再疼痛;上下楼梯仍有轻微疼痛,可以忍受。

五、类风湿关节炎

案1

吴某,女,61岁。

初诊(2014年3月20日)

关节疼痛7年余。自2007年起无明显诱因下出现全身小关节疼痛,伴肿胀,服用中药治疗后好转。2009 年自觉症状加重,以右膝为主,行走加重,断续中西医治疗,未见明显好转。查体:右手指间关节、双侧膝关节变形,右膝肿胀明显,右膝肤温升高,右膝行走受限,双侧浮髌试验(一)。双侧天宗压痛明显。辅助检查:2012 年 5 月 8 日右膝关节 MRI,右膝股骨髁后方偏内侧结节影,请结合临床及必要时穿刺活检;右膝外侧半月板前角、右膝内侧半月板后角变性;右股骨外踝软骨磨损伴软骨下骨变性;右膝关节腔内少量积液。2012 年 12 月 14 日,类风湿因子 459.0 IU/ml。刻诊:右膝疼痛,畏寒,胃胀,小便多,泡沫样,大便质稀。

[诊断]　中医诊断:痹证;西医诊断:类风湿关节炎。

[处方]　大椎、身柱、神道、至阳、筋缩、脾俞(双)、肾俞(双)、关元俞(双)、秩边(双)、天宗(双)、肩髎(双)、太溪(双)、阳池(双)、三间(双)、右手阿是、阴谷(左侧)、足三里(左侧)、膝阳关(右侧)、曲泉(右侧)、合阳(右侧)、梁门(右侧)、鹤顶(右侧)、膝眼(右侧)、阴陵泉(右侧)。

方法:大椎三针同刺,出针时摇大针孔再拔罐令邪出,秩边用提插泻法,余督脉经穴与背俞穴均采用浅刺轻捻补法,膝阳关用 3 寸针透曲泉;余穴平针。

结果:治疗后患者立觉疼痛缓解。

二诊

患者疼痛好转,肤温较前降低,右手掌指关节肿胀缓解。

[处方]　中脘、足三里、太溪、太冲、大椎、身柱、至阳、天宗、筋缩、脾俞、肾俞、腰阳关、小肠俞、环跳、委中、合谷(左侧)、阳池(左侧)、三间(右侧)、腕骨(右侧)、外关(右侧)、内膝眼(右侧)、膝关(右侧)、曲泉透阳关(右侧)、阴陵泉(右侧)、阿是穴(右侧)。

方法:大椎、至阳分别用两针同刺,余督脉经穴与背俞穴均采用浅刺轻捻补法;余穴平针。

同法每周针刺 2 次,1 个月后患者疼痛缓解明显,症情稳定。

【按】　类风湿关节炎者,病程日久,一般为本虚标实。本例全身关节疼痛 7 年之久,病情反复,近期控制欠佳,属虚实夹杂之证,浦蕴星采用背部腧穴扶正以治本,局部腧穴泻邪以除标。大椎、至阳为督脉上阳气最盛之穴,多针刺络后拔罐,盖因本例存在急性热痛之征,旨在泻热驱邪外出,余督脉经穴和背俞穴上采用浅刺轻捻补法,意在取营卫之气以达扶正祛邪之目的。此外该患者右膝红、肿、热、痛明显,采用透刺法有利消肿止痛,并可改善关节的活动度。余选穴以局部为主,盖急则治其标之意。

案2

孔某,女,30 岁。

初诊(2015 年 1 月)

[主诉] 拇指关节疼痛 1 周。

[病史] 类风湿关节炎病史 3 年余。患者指关节疼痛反复,近 1 周气温变化较大,第一指关节疼痛明显,有类风湿关节炎病史 6 年,素日双肩关节、腕关节、指关节、踝关节有不同程度疼痛,对称分布,过去一直服用甲氨喋呤,去年 10 月体检出现肝损,后逐渐停药,于 2014 年 12 月起针刺治疗至今。2015 年 1 月 22 日红细胞沉降率 25 mm/h,肝功能未见明显异常,2015 年 3 月 3 日红细胞沉降率 10 mm/h,肝功能未见明显异常。体格检查:形体消瘦,面色苍白。拇指关节压痛(+),右侧第二远端指骨关节变形。现畏寒,月经量少,经行 10 日以上而止。舌淡红苔薄白,脉沉。

[诊断] 中医诊断:痹证;西医诊断:类风湿关节炎。

[处方] ① 针刺:曲池、养老、阳谷、合谷、阴陵泉、三阴交、太溪、绝骨、陷骨、百会、照海、申脉、丘墟。② 天宗、曲垣、大椎、身柱、至阳、脾俞、肾俞、十七椎。

方法:捻转补法,关节周围穴位行针 1 min;督脉拔罐;每周治疗 1 次。

六诊

治疗 5 次后,患者诉肩关节酸痛好转明显,小关节疼痛好转,遇天气变化发作。

[处方] ① 针刺:曲池、养老、阳谷、合谷、阴陵泉、三阴交、太溪、绝骨、陷骨、百会、照海、申脉、丘墟。② 天宗、曲垣、大椎、身柱、至阳、脾俞、肾俞、十七椎。

方法:捻转补法,督脉拔罐。

十一诊

治疗 5 次后,小关节疼痛好转,轻微压痛。

[处方] ① 针刺:曲池、养老、阳谷、合谷、阴陵泉、三阴交、太溪、绝骨、陷骨、百会、照海、申脉、丘墟。② 大椎、身柱、至阳、脾俞(与肝俞交替使用)、肾俞、

腰阳关。

方法：捻转补法，督脉拔罐。

十六诊

小关节疼痛好转，压痛，予巩固疗效。

［处方］ ① 针刺：曲池、养老、阳谷、合谷、阴陵泉、三阴交、太溪、绝骨、陷骨、百会、照海、申脉、丘墟。② 大椎、身柱、至阳、脾俞（与肝俞交替使用）、肾俞、腰阳关。

方法：捻转补法，督脉拔罐。

二十一诊

小关节疼痛好转，时有反复，疼痛点为右手腕及左踝。

［处方］ ① 曲池、养老、阳谷、合谷、阴陵泉、三阴交、太溪、绝骨、陷骨、百会、照海、申脉、丘墟。② 大椎、身柱、至阳、脾俞（与肝俞交替使用）、肾俞、腰阳关。

方法：捻转补法，督脉拔罐。

【按】 类风湿关节炎一种自身免疫性疾病，以慢性、对称性、多滑膜关节炎和关节外病变为主要临床表现。

类风关属中医"痹证"范畴，"风、寒、湿三者合而为痹"，因生活或工作环境潮湿、寒冷，或进一步寒邪热化，先天禀赋不足或后天调摄不当，无力抵抗外邪，而寒湿之邪乘虚而入阻遏营卫。病变主要涉及脾、肝、肾三脏。脾主四肢肌肉，"脾虚则四肢不用"。肝主筋，肾主骨，三邪侵犯人体，病之初起以邪实为主，病位在皮肉经络，久病则多属正虚邪恋，病位深入筋骨脏腑，累及肝、肾，内外合邪以致关节、筋脉、肌骨变形、肿胀、疼痛、屈伸不利等症。督脉主一身之阳，调控和蓄灌人体阳气，久病后督脉空虚，导致气血周流不畅，易凝滞于脉络，互相胶结，凝聚不散，深入骨骼而致关节僵硬，并出现皮下结节等症。

浦蕴星认为，本病患者已有 6 年病史，久病气血两虚，所幸年纪尚轻，治疗可从标本兼入益气扶正，养血通痹。针刺疼痛关节局部以除菀通痹，曲池、养老、阳谷、合谷、阴陵泉、三阴交、太溪、绝骨、陷骨、照海、申脉、丘墟、天宗、曲垣各穴，围绕肘、腕、踝、肩等主要病变关节，肌肉薄弱处以捻转补法为主，以免引起患者有疼痛等不适感，以患者感到局部热感为宜。采用俞募配合法，调理督脉，通过刺激大椎、身柱、至阳、腰阳关，刺激气血生发。肝俞、脾俞、肾俞调理脏气，同时注意为避免产生穴位疲劳,肝俞与脾俞穴交替使用。

六、脉管炎

江某,男,59岁。

初诊(2014年9月18日)

[主诉] 双下肢远端胀麻感2年余。

[病史] 双侧足底部麻木,触碰即有触电感,波及小腿远端,夜间胀痛明显。2012年2月自觉双下肢远端瘙痒,搔抓至皮肤溃破,难以愈合,曾于外院行病理检查,诊为血栓闭塞性脉管炎,治疗后溃疡愈合。近半年行针灸治疗,病程未再进展。查体:双下肢皮肤肤色晦暗,右下肢内侧皮肤溃疡,触及双侧足底关节处可触发疼痛(跖趾关节明显),可及足背动脉搏动。右肘关节外展受限,腰椎生理弧度消失,全脊柱僵硬,活动度差。舌暗中有裂纹,黄腻厚苔。

既往类风湿关节炎10余年,长期口服地塞米松;高血压5年余,目前服用马来酸左旋氨氯地平片;冠心病,目前服用单硝酸异山梨酯缓释片;否认糖尿病史。吸烟20余年,目前每日3～4支。

[诊断] 中医诊断:痹证;西医诊断:血栓闭塞性脉管炎,类风湿关节炎。

[处方] 大椎、至阳、身柱、筋缩、脾俞、脊中、腰阳关、关元俞、委中、手三里、外关、血海、阴陵泉、陵上、太白、丘墟。

方法:督脉经穴与背俞穴均采用浅刺轻捻补法;外关透内关,太白透涌泉;陵上采用3寸长针透刺曲泉,并行轻捻补法;余穴平针。

三诊

依上法二诊后疼痛减轻。疼痛减轻,双下肢麻胀感略好转,仍有瘙痒。

[处方] 大椎、身柱、至阳、筋缩、脾俞、腰阳关、关元俞、小肠俞、委中、曲池、阳池、三间、阳池、外关、陵上、血海、阴陵泉、曲泉、丰隆、太溪、商丘、太白。

方法:督脉经穴与背俞穴均采用浅刺轻捻补法,太白透涌泉,余穴平针。

结果:疼痛控制可,症情稳定。

七诊

依上法治疗6次后,疼痛控制可,足底麻木减轻,触碰诱发,右侧肘关节外展幅度减少增大,疼痛有所缓解,肤痒加重。

[处方] 肘尖(痛点)、肘髎、尺泽、外关、腕骨、血海、内膝眼、阴陵泉、曲泉、

足三里、丰隆、商丘、太白、大椎、身柱、至阳、天宗、筋缩、脾俞、肾俞、腰阳关、关元俞、小肠俞、环跳、委中。

方法：内膝眼采用齐刺，大椎、身柱、至阳两针同刺，并摇大针孔出针，太白透涌泉，督脉经穴与背俞穴均采用浅刺轻捻补法，余穴平针。

结果：疼痛控制可，肤痒缓解。

十诊

按上法治疗第九次后，已停服激素（地塞米松 2.5 mg），关节轻微疼痛，左踝轻微肿胀，肤痒缓解。

［处方］　曲池、外关、三间、血海、内膝眼、阴陵泉、曲泉、丰隆、昆仑、太冲、足临泣、大椎、身柱、天宗、至阳、肝俞、脾俞、腰阳关、关元俞、小肠俞、秩边、委中。

方法：督脉经穴与背俞穴均采用浅刺轻捻补法，余穴平针。

【按】　经过 10 次治疗，患者疼痛已明显减轻，从初诊时的疼痛难忍到如今疼痛基本缓解，甚至停用长期服用的激素，可谓疗效显著。浦蕴星并未单纯局部治疗下肢血栓闭塞性脉管炎，而是结合病史，考虑类风湿关节炎病程日久，此乃痰、湿、瘀三者交阻，在治疗全程均采用督脉及背俞穴扶正以治本，合以局部腧穴泻邪以除标，并根据病情变化调整穴位及针刺手法。在疾病之始，足底触电感较甚，当涌泉平面可触发，因此采用太白透刺涌泉，一针多穴。至七诊时疼痛控制尚可，却出现肤痒加重，乃因其有痰湿化热之势，遂在大椎、身柱、至阳等阳气较甚之穴采用两针同刺，并摇大针孔出针以泄其热。

七、子宫肌瘤

江某，女，37 岁。

初诊（2013 年 12 月 5 日）

［主诉］　发现子宫肌瘤近 2 年。

［病史］　患者 2012 年 2 月自发性流产，伴大出血。术后出现贫血，最低至 76 g/L，2012 年 11 月 27 日复查血红蛋白 97 g/L。2012 年 11 月 27 日子宫附件 B 超提示：子宫质地不均，多发肌瘤可能（后壁 31 mm×27 mm×24 mm，前壁 42 mm×42 mm×45 mm，另一 29 mm×28 mm×28 mm），双卵巢囊性结构。查体：$T_4 \sim T_6$ 脊间结节感，压痛明显。月经史：月经周期 28 日，行经 7 日净。量多，色鲜红，第四、第五日伴血块，痛经（一）。末次月经：11 月 12 日。生育史：

0-0-1-0。目前自觉疲劳,纳差,进食略多后即有腹胀,时有气乱。夜寐欠安,5~6 h,平素易醒。伴口苦,时有潮热。

[诊断] 中医诊断:癥瘕;西医诊断:子宫肌瘤。

[处方] 百会、足运感区、三阴交、足三里、中脘、关元、头维、内关、神道、膈俞、肝俞、脾脊、肾俞、十七椎、关元俞。

方法:督脉经穴与背俞穴均采用浅刺轻捻补法,余穴平针。

结果:刻下即觉腹胀感减轻。

二诊

末次月经12月10日,行经7日净,月经周期正常,量较前减少,血块基无,自觉轻快,疲劳感减轻,无头晕,仍有纳差。

[处方] 百会、印堂、承浆、中脘、气海、关元、肓俞、子宫、三阴交、足三里、大椎、至阳、脾俞、十七椎、关元俞、肾俞。

方法:督脉经穴与背俞穴均采用浅刺轻捻补法,余穴平针。

三诊

因情绪影响,暴怒,月经提前,末次月经1月1日,行经9日净,量多,色鲜红,伴血块,自觉咳痰不尽感,纳可。

[处方] 神庭、印堂、头维、足运感区、膻中、中脘、气海、子宫、阴陵泉、丰隆、太溪、风府、神道、至阳、肝俞、脾俞、志室、十七椎、关元俞。

方法:督脉经穴与背俞穴均采用浅刺轻捻补法,余穴平针。

结果:咳痰减少。

四诊

饮食不适时易引发小腹不适,大便成形,咳痰缓解,偶有左下腹隐痛。

[处方] 百会、足运感区、神道、印堂、承浆、上脘、关元、子宫、气海、肓俞、内关、足三里、三阴交、丰隆、神道、至阳、肝俞、脾俞、十七椎、小肠俞。

方法:督脉经穴与背俞穴均采用浅刺轻捻补法,余穴平针。

结果:腹胀明显好转。

五诊

因近期工作紧张,偶有心慌,腰酸,进食稍有不慎则入睡困难,末次月经3月20日,行经7日净,舌暗苔薄。

[处方] 神庭、印堂、承浆、大陵、神门、气海、足三里、三阴交、风府、大椎、身

柱、神道、至阳、脾俞、气海俞、小肠俞。

方法：督脉经穴与背俞穴均采用浅刺轻捻补法，余穴平针。

八诊

末次月经 4 月 10 日，量多，经停后寐差，4 月 9 日复查血红蛋白 110 g/L，偶有腹胀。

［处方］ 神庭、印堂、承浆、神门、中脘、肓俞、关元、足三里、三阴交、大椎、身柱、神道、至阳、肝俞、脾脊、肾俞、十七椎、小肠俞。

方法：督脉经穴与背俞穴均采用浅刺轻捻补法，余穴平针。

十一诊

腹胀好转，白带可，无明显不适。2014 年 7 月 24 日子宫附件 B 超示：子宫质地不均，多发肌瘤可能（右前壁 21 mm×21 mm×20 mm，后壁 18 mm×17 mm×17 mm，另一 34 mm×34 mm×33 mm）；右卵巢内囊性结构。

［处方］ 百会、足运感区、印堂、承浆、中脘、肓俞、关元、子宫、足三里、三阴交、大椎、身柱、神道、至阳、十七椎、关元俞、小肠俞。

方法：督脉经穴与背俞穴均采用浅刺轻捻补法，余穴平针。

【按】 该患者自初次就诊至复查 B 超，前后约 8 个月时间，可见子宫肌瘤明显缩小。浦蕴星一直坚持以调理任督为基础，今人大多重用督脉，而任脉选穴较少，浦蕴星任督一样重视，任脉承浆、膻中、上脘、中脘、肓俞经常选用，包括常用的阴交、水分等，都是为了发挥神阙的作用。在本案中，患者证属肝郁脾虚，又因自发性流产后大出血，气随血脱，治拟补益气血，疏肝理气，健脾温阳。其初次就诊情绪较为焦虑，选用内关、神道配伍小肠俞镇心安神，治疗神志病常选取心经配伍小肠经，如心俞和小肠俞，或神道和小肠俞等，而妇人疾病与肝、脾、肾三脏关系密切，因此也根据症情调整使用背俞以及相应经络穴位，能在短短 8 个月时间达到子宫瘤缩小的结果，可谓是有奇效。

八、鼻渊

吴某，男，76 岁。

初诊（2014 年 10 月 30 日）

［主诉］ 鼻塞 5 年余。

［病史］ 以右侧为甚，影响发音，部分单词发音不准，如上海话"五"等。无

头痛耳鸣，鼻腔分泌物不多。2013 年 6 月 13 日头颅 MRI 示：双侧筛窦、上颌窦、左蝶窦黏膜增厚，鼻咽未见软组织增生，内听道对称，无占位性病变，老年脑，有腔隙性梗死。长期中药治疗，未见明显改善。刻下：右侧鼻塞，无听力下降，无咽部不适。

［诊断］ 中医诊断：鼻渊；西医诊断：鼻窦炎。

［处方］ 合谷、神庭、攒竹、四白、足三里(左)、阳陵泉(右)。

方法：四白穴向鼻根部斜刺，余穴平针。

二诊

治疗当日鼻塞缓解，能准确发音"五"，后逐步复作。

［处方］ 神庭、攒竹、上迎香、合谷、列缺、足三里、上天柱、大椎、身柱、肺俞。

方法：大椎、身柱、肺俞快针后拔罐，余穴平针。

三诊

鼻塞好转。

［处方］ 神庭、攒竹、上迎香、四白、合谷、足三里、大椎、身柱、肺俞。

方法：大椎、身柱、肺俞快针后拔罐，余穴平针。

四诊

鼻涕略黏稠，色白，早上九十点鼻塞较重，劳累后明显。

［处方］ 神庭、攒竹、四白、迎香、列缺(左)、合谷(右)、足三里。

方法：大椎、身柱、肺俞、脾俞快针后拔罐，余穴平针。

五诊

鼻塞缓解。

［处方］ 神庭、攒竹、四白、迎香、列缺(左)、合谷(右)、足三里。

方法：大椎、身柱、肺俞、脾俞快针后拔罐，余穴平针。

【按】 鼻窦炎在中医属于"鼻渊"范畴，以鼻流浊涕，伴头痛鼻塞等为主要症状。"鼻渊"一名最早见于《内经》，在《素问·气厥论篇》里写到："胆移热于脑，则辛頞鼻渊。鼻渊者，浊涕下不止也。"一般认为鼻渊的发生，实证多因外邪侵袭，引起肺、脾、胆之病变而发病；虚证多因肺、脾脏气虚损，邪气久羁，滞留鼻窍，以致病情缠绵难愈。浦蕴星针对本例，从肺脾胆三脏下手，以局部取穴为主，配合远端效穴，补益肺脾，清利胆气，并且联合督脉及背俞穴增强正气，从而达到促进机体恢复的目的。初诊过后，胆热不显，治疗重心因此着重肺脾二脏，并以补益肺脾二脏为主,根据疾病进程配穴,灵活运用,才能达到针到病除之效。

九、呃逆

李某,男,75 岁。

初诊(2016 年 12 月 19 日)

[主诉] 呃逆 1 周。

[病史] 患者从 2016 年 12 月 12 日开始出现轻度呃逆,无明显诱因,时发时止,渐进性加重,发病以来胃纳差,夜寐欠安,大便不调。发病前 1 个月有外感受寒史,当时于我院急诊内科就诊,药物静脉滴注治疗 3 日后痊愈,心电图检查提示窦性心动过速、频发房性期前收缩。查体:意识清晰,言语流利,乏力状,目闭气懒。促脉,舌红见瘀痕,苔黄腻。患者于 2014 年 8 月和 2015 年 3 月均有呃逆病史,前次于我科治疗 2 周后痊愈,后一次于我科治疗 1 周后痊愈,两次均伴有腹泻,并于 2014 年 12 月 11 日和 2015 年 3 月 28 日行胃镜检查,示慢性萎缩性胃炎伴糜烂,胃角溃疡。今年 8 月曾于我院行头颅 CT 检查,结果显示右侧小脑半球、脑干局灶性亚急性脑梗死,多发性腔隙灶,脑白质变性,脑萎缩。刻下:呃逆频作,乏力,目闭气懒,舌红见瘀痕,苔黄腻,脉促。

[诊断] 中医诊断:呃逆;西医诊断:慢性萎缩性胃炎。

[处方] 百会、攒竹(右)、膻中、巨阙、中脘、内关(左)、天枢(右)、气海、关元、足三里(左)、丰隆。

方法:百会、内关、巨阙、中脘、天枢、气海、关元、足三里行捻转提插补法,攒竹、丰隆行捻转提插泻法,每穴行针不低于 30 s,气海、关元处浅部留针,同时行隔物灸,针灸留 30 min。

拔罐:起针后于脾俞、胃俞、肾俞处拔罐,留 8 min。

二诊

患者诉夜间开始呃逆,夜寐欠安。舌脉同前。

[处方] 百会、攒竹(右)、膻中、巨阙、中脘、内关(右)、天枢(右)、气海、关元、足三里(右)、丰隆、风府、大椎、膈俞、肝俞、脾俞(左)、胃俞(右)、肾俞、腰阳关。

方法:百会、内关、巨阙、中脘、天枢、气海、关元、足三里行捻转提插补法,攒竹、丰隆行捻转提插泻法,每穴行针不低于 30 s,气海、关元处浅部留针,同时行隔物灸,除百会外针灸留 30 min。风府、大椎行捻转泻法,手法相对轻,膈俞左侧捻转补法,右侧捻转泻法,肝俞捻转泻法,肾俞、腰阳关均捻转补法,除风府外,每穴行针不低于 30 s。留针 15 min。

拔罐:起针后于大椎、膈俞、脾俞、胃俞、肾俞处拔罐,留 8 min。

三诊

患者诉夜间开始呃逆,夜寐欠安。舌脉同前。

针灸拔罐取穴同前,唯足三里和内关二穴每次治疗时左右交替使用。于起针前行针 10~20 s 后将针尖提至浅层,起针。

四诊

患者诉前夜安睡,晨起日间有呃逆,较前明显好转,发作间隔延长。

治疗同前。

五诊

患者诉前夜睡前呃逆至凌晨 2 点左右,后睡眠 4~5 h。日间有呃逆。程度较刚发病时减轻。治疗同前。

六诊

患者诉从周五针刺后开始,未再有呃逆,胃纳较前好转,周一上午大便 1 次,成形。舌脉均较前好转。

第二周继续治疗,取百会、膻中、中脘、内关、双侧天枢、气海、关元、双侧足三里和丰隆平补平泻,行针刺激轻,灸气海、关元,留针时间同前。胃纳好转,三餐日正常,舌苔厚腻好转,大便通畅,呃逆未再复作,嘱结束治疗。

【按】 患者目闭气懒,为痰蒙清窍。胃失和降,不欲饮食,导致脾气虚弱,呈乏力状。交谈中发现患者精神紧张多虑,甚为呃逆所困扰,心情低落。患者中焦气结,致气机不利,上实下虚,予言语开导安抚后行针,依据气机左升右降原则,泻上焦痰瘀,补下焦气血,配以补养心神。

浦蕴星强调针刺剂量的重要性,如同药物达到一定浓度才能得到预期的效果,针刺治疗的剂量是临床难以量化的指标,不如药物治疗处方清晰可见,只有针灸医师临床中自己总结体会。同时,浦蕴星也善用俞募配穴,并加以调神,在临床治疗时对不同病患都要相应的治疗时间。《灵枢·卫气》云:"气在胸者,止之膺与背俞。气在腹者,止之背俞。"说明了脏腑之气与其俞、募穴相联系,《难经·六十七难》:"阴病行阳,阳病行阴。故令募在阴,俞在阳。"指出俞募配穴是调和脏腑阴阳,以求气机达到升降有序的平衡状态。

本案患者有顽固性呃逆病史,辅助检查未能明确原因,而受寒、精神紧张等因素都不能排除在外。患者首诊和二诊时为上午就诊,当时治疗剂量参考了2014年初次发病时的治疗,二诊较首诊增大了剂量,考虑治疗时间尚短,未见明显改善,考虑患者每每夜间呃逆频发,影响睡眠和胃纳,后将患者每日的治疗时间改为下午,并增加针灸刺激和留针时间。患者治疗1周后呃逆已解,但考虑此次为第三次发病,且病位有深入表现,延长1周治疗时间,刺激量逐渐减轻,避免呃逆的复发。

参考患者2014年8月病案,发现患者舌脉均有变化,呈由表入里的趋势,本次发病患者不能诉及明显诱因,在症情缓解上较初次发病时缓慢并反复,故在针刺时除取穴到位外,行针手法是治疗关键,刺灸剂量通过针灸的时间长短和行针手法体现。

十、耳鸣

张某,女,63岁。

初诊(2016年6月)

[主诉] 双侧耳鸣8年。8年前出现双侧耳鸣,渐进性加重,夜间甚,严重时影响睡眠。曾于外院接受听力检查,示听力可,未见明显器质性改变。胃纳可,二便调。素日体虚乏力,夜间汗出。无头晕。舌红苔白腻,脉沉。

[诊断] 中医诊断:耳鸣;西医诊断:耳鸣。

[处方] ① 内关、足三里、太冲、太溪、气海、关元、中脘、天枢、丰隆。② 风池、大椎、肝俞、脾俞、肾俞、听宫、翳风。

方法:内关、足三里、太冲、太溪平补平泻;气海、关元、中脘行提插捻转补法;天枢行捻转补法;丰隆行提插泻法;风池、大椎平补平泻;肝俞、脾俞、肾俞捻转补法;听宫、翳风电针;嘱患者放松心情。隔日针刺1次,留针30 min。

二诊

诉针刺后感觉轻松,夜寐安。

予原方继续治疗。

三诊

后患者诉耳鸣有所减轻,予加单侧听宫穴位注射维生素B$_{12}$。

余同前方治疗。

四诊

患者诉耳鸣减轻明显,夜寐较前好转明显,同前方治疗。

后嘱患者每周减少治疗次数,每周1～2次巩固治疗。

患者继续治疗2个月后,嘱停止治疗,复诊时患者诉耳鸣减轻明显,维持在轻声阶段,始终无完全消失。

【按】 患者有耳鸣症状8年,其间轻响程度反复,严重时影响睡眠,伴头痛。患者接受过中药治疗,效果不明显。8年间未行过针刺治疗。此次治疗,虽然病史较长,但是患者对针刺的敏感性较强,效果显著。耳鸣常发生于老年患者,多因年岁已高,肝肾亏虚,气不能上荣耳窍所致,本病患者素日乏力,时有腰酸,为典型肝肾亏虚,气行不畅致体内痰浊积聚,痰阻经络则耳鸣加重。因此患者属于虚实夹杂的证型,治宜补益肝肾,化痰理气,治疗时应注意补泻手法。选择丰隆一穴行泻法,以大幅度提插和小幅度捻转补法,行针时间较长,并且在治疗过程中注意脉象和舌象的变化。

浦蕴星在针刺治疗疾病时,非常注重俞募配穴。《灵枢·卫气》云:"气在胸者,止之膺与背俞。气在腹者,止之背俞。"说明了脏腑之气与其俞、募穴相联系,《难经·六十七难》:"阴病行阳,阳病行阴。故令募在阴,俞在阳。"浦蕴星指出俞募配穴是调和脏腑阴阳,以求气机达到升降有序的平衡状态,在治疗内科疾病时,当注重对穴使用。

十一、中风

顾某,女,52岁。

初诊(2015 年 11 月)

[主诉] 左侧肢体乏力半年,加重伴头晕1日。

[病史] 患者左侧肢体乏力半年。患者于今年5月28日吃午饭时突发左手麻木不适,后逐渐发展至右下肢麻木及乏力,当时尚可自行行走和吃饭,无明显头痛、呕吐,无口角流涎、歪斜,无饮水呛咳及吞咽困难,无胸闷胸痛,无四肢抽搐,无意识障碍、大小便失禁,至上海市浦东医院就诊,予抗血小板聚集、调脂稳定斑块、改善微循环等治疗。5月28日夜间出现月经行经量增多,未行溶栓治疗。5月29日左侧肢体乏力加重,不能行走及不能自行举筷,但因月经量增多,予停拜阿司匹林及舒血宁。5月31日转至中山医院,妇科会诊行刮宫止血,予

依达拉奉、胞磷胆碱、灯盏细辛等活血化瘀、营养脑细胞等治疗后,左侧肢体肌力稍有恢复,予出院。今晨出现一过性头晕伴乏力感加重,无意识障碍,为进一步治疗赴我院神经内科就诊。予丁苯酞软胶囊改善脑代谢、硫辛酸营养神经、拜阿司匹林抗血小板凝集、苯磺酸氨氯地平片、缬沙坦胶囊降压、阿托伐他汀稳定斑块、乌灵胶囊调节神经功能治疗。查体:神情、气平,对光反射正常,无口角歪斜,双侧面部感觉对称,左上肢近端肌力 3 级、远端 2 级,左下肢肌近端肌力 3 级、远端 3 级。左上肢肌张力增高明显。辅助检查:2015 年 11 月 9 日本院头颅 CT:右侧额、颞、顶部脑梗死。CT 血管造影(CTA)提示:右侧 M1 段狭窄。刻下:左侧肢体乏力,胃纳可,夜寐安,二便调。舌红苔白,脉细。

既往患者有高血压病史 10 年,血压最高 180/100 mmHg,平日未规则服用降压药物。现药物控制血压在 140/80 mmHg 左右。否认肿瘤病史。

[诊断]　中医诊断:中风;西医诊断:脑梗死,偏瘫。

[治则]　补益肝肾,行气活血。

[处方]　百会、头维、左侧肩髃、臂臑、曲池、手三里、外关、阳池、居髎、风市、梁丘、阳陵泉、足三里、丰隆、太溪、下巨虚、绝骨、气海、关元。

方法:针刺前良肢位摆放,沙袋固定,后予针刺,足三里、阳陵泉予捻转补法,其余穴予捻转泻法,电针接于臂臑、手三里,及阳陵泉、足三里;气海、关元艾灸,治疗隔日 1 次,每周 3 次。

十一诊

患者结合康复治疗,十诊后,上肢肌张力减轻明显,可站立。

十二诊

两周后患者复诊,轮椅推入。肌张力较前升高,左上肢肌力 3 级,下肢肌力 3 级。续前方治疗,隔日针刺 1 次,共治疗 10 次。

二十诊后,患者可自行行走。

【按】　本案患者发病初期未及时介入针刺治疗,从发病后半年左右开始,但针刺康复有其必要性,结合物理治疗和康复锻炼,对偏瘫患者极为重要。患者证属中风中经络的气血亏虚,按照"治痿独取阳明"原则,以手足阳明经穴位为主,配合屈肌侧穴位,调和阴阳,以增强肌力和降低肌张力。卒中康复是一个漫长的过程,本案患者配合治疗,并且恢复情况可。在针刺康复中,通过电针帮助患者被动运动,可刺激运动通路的神经元及神经细胞之间的递质,建立正常的运动模式,其机制与电针产生的兴奋通过传入神经元到中间神经元,使其释放神经冲动,增强神经反射作用,促进肌肉的灵活性和协调性有关。

十二、汗管角化症

俞某,男,68岁。

初诊(2016年6月23日)

[主诉] 周身皮疹伴瘙痒10余年。

[病史] 初次发病于13年前儿子病逝后,当时经过治疗痊愈,后无明显诱因再次发作,每次发作持续2~3个月,后通过治疗再次痊愈;之后再次发作,如此反复发作10年余。近半年因劳累症情加重,周身皮疹伴严重瘙痒,瘙痒以夜间为甚,影响睡眠,曾行中医内服及外洗、西医抗过敏口服及外涂治疗,症情稍有缓解,皮疹及瘙痒仍存在。刻下:周身皮疹,瘙痒,夜间及汗出后加重,情绪不稳,易怒,胃纳不佳,大便难,靠药物通便,小便频短,舌红干裂,苔黄腻,脉滑数。

抽烟每日5~6根,喝酒,口干,易出汗,高血压病史。

[诊断] 中医诊断:风瘙痒;西医诊断:汗管角化症(图3-1)。

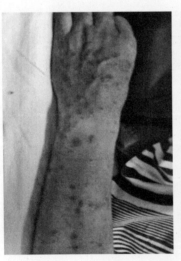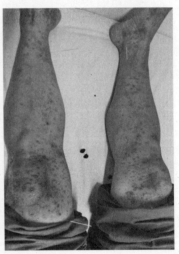

图3-1 汗管角化症患者初诊

[处方] ① 百会、神庭、承浆、曲泽(双)、腕骨(双,清利血分之热及湿热)、血海(双)、丰隆(双)、三阴交(双)、太冲(双)。② 大椎三针同刺泻法(出针时摇大针孔,出针后拔罐令血出),身柱、神道、至阳刺法同大椎,肝俞、脾俞、委中刺法同大椎。

二诊

初诊针刺后瘙痒有所缓解，维持约 2 日，舌红有裂纹，苔干厚，脉数（图 3-2）。

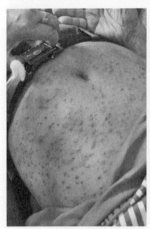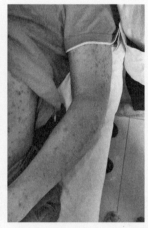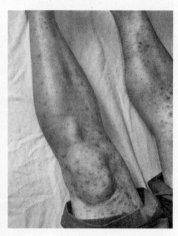

图 3-2 汗管角化症患者二诊

［治则］ 血分有热，取心肝经荥穴泻血分之热。

［处方］ ① 百会、神庭、承浆、曲泽、少府、中脘、中极、血海、丰隆、三阴交、行间。② 风池、风府、大椎、身柱、神道、心俞、至阳、膈俞、肝俞、大肠俞、小肠俞、委中。③ 耳尖、心区放血。

诸穴捻转泻法。

三诊

左侧肩胛部、左侧前胸处疱疹 1 周，伴有疼痛、心慌，皮肤科诊断为带状疱疹。腿上皮肤皮疹较前明显消退，瘙痒针后可明显缓解 2 日，后虽仍有瘙痒，较前亦有所改善；近两日自行服用黄连、大黄等清热解毒药（具体不详），舌红苔黄腻（图 3-3）。

［处方］ ① 通天（百会处皮疹，换取膀胱经清热）、上星、曲池、曲泽、外关透内关、合谷、中脘、血海、阴陵泉、丰隆、太冲(左)、行间(右，清热)、疱疹周围刺。② 风池、大椎、身柱、T_3、T_4、T_5、T_7 夹脊、筋缩、脾俞、大肠俞、委中。

四诊

皮疹好转，色暗，舌苔较前薄，大便每日 2 次（图 3-4）。

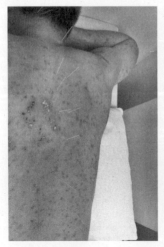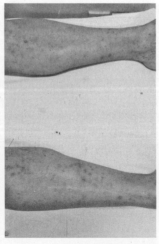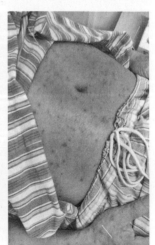

图 3-3　汗管角化症患者三诊

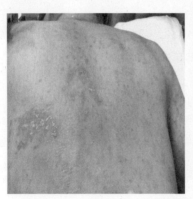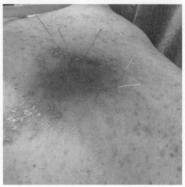

图 3-4　汗管角化症患者四诊

［处方］　① 百会、曲池、三间、曲泽(右)、内关(手厥阴心包经,清血分热,内关透外关)、血海、阴陵泉、丰隆、太冲、中脘。② 风池、大椎、身柱、带状疱疹围刺、肝夹脊、脾俞、大肠俞、小肠俞、委中。

五诊

皮疹褪减明显，瘙痒缓解明显，自诉缓解 70%～80%，现晚间服用西替利嗪一粒(之前两粒)，偶尔臀部丘疹处涂抹外用药；带状疱疹处皮疹减退，疼痛改善，目前疼痛以前胸为主(图 3-5)。

［处方］　① 神庭、印堂、曲泽、内关、曲池、合谷、中脘、血海、阴陵泉、丰隆、太冲、三阴交。② 风池、大椎、身柱、4～6 左侧胸脊、膈俞、肝俞、脾俞、小肠俞、胞

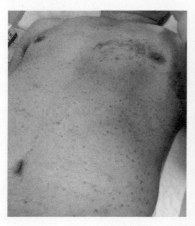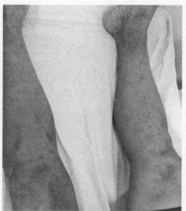

图 3-5 汗管角化症患者五诊

肓、委中。

诸穴捻转泻法。

六诊

瘙痒明显减轻,自诉瘙痒减轻 90％以上,皮疹改善 80％以上,臀部、腋下处皮疹较其他,目前左胸背部带状疱疹皮疹基本消退,仍有疼痛,较前有所减轻,日间较夜间稍重。小便黄,夜寐差,靠地西泮入睡,之前两粒剂量,目前减成一粒(图 3-6)。

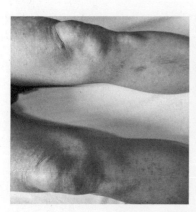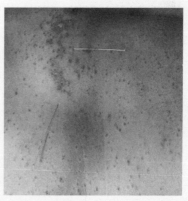

图 3-6 汗管角化症患者六诊

［处方］ ① 百会、神庭、承浆、曲池(左)、外关(左)、内关(右)、合谷、膻中、胸前疱疹区域围刺、中脘、中极、血海、丰隆、阴陵泉、三阴交、太冲。② 风池、风府、大椎、疱疹对应夹脊、心俞、T_9 夹脊、脾俞、大肠俞、秩边。

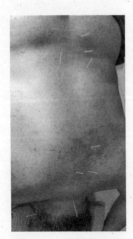

图3-7　汗管角化症
患者七诊

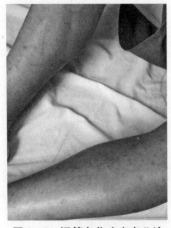

图3-8　汗管角化症患者八诊

七诊

瘙痒明显好转,昨日自行停服西替利嗪,瘙痒无明显加重,带状疱疹疼痛缓解明显,偶有轻微疼痛,自诉症情随情绪有所波动,夜寐差,大便干,小便频(图3-7)。

[处方]　① 百会、神庭、承浆、尺泽(泻法)、列缺、合谷(泻法)、中脘(清湿热)、天枢、中极(清下焦湿热)、丰隆(清湿热)、血海向上斜刺、三阴交、内关。② 风池,左侧4~6胸夹脊,右侧4、6夹脊,至阳,脾俞,三焦俞,大肠俞,小肠俞,秩边(左),包肓(右)。

八诊

前臂,下肢内侧生长汗毛,皮肤表面增厚,带状疱疹处有疼痛,臀部皮疹稍甚(因衣物天热等原因)(图3-8)。

[处方]　① 神庭、印堂、承浆、曲池(右)、合谷(右)、列缺左、中脘、中极、阴陵泉(左)、丰隆(右)、三阴交(左)、陷谷(右)、公孙(左)(根据病情好转情况,适当可减少取穴;右侧阳明经,左侧阴经,阴阳相配,公孙、列缺相配)。② 风池、大椎、左侧4~6胸夹脊、右胸4夹脊、至阳、脾俞、小肠俞、秩边、委中。

九诊

皮疹基本消退,臀部尚有少许,自诉已基本不觉瘙痒,带状疱疹处疼痛明显改善,只遗留少许疼痛,舌苔白腻,较前好转,夜寐欠安(图3-9)。

[处方]　① 神庭、头维、少海、曲池、合谷、血海、丰隆、阴陵泉、太冲、中脘、中极。② 风池、风府、大椎、胸4~胸5夹脊左、胸3夹右、膈俞、脾俞、小肠俞、秩边、委中。

十诊

全身皮疹可,背部带状疱疹处时有刺痛(图3-10)。

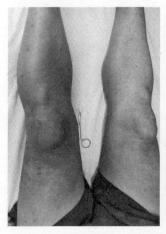
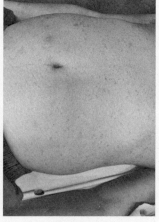

图3-9 汗管角化症患者九诊

〔处方〕 ① 百会、头维、印堂、承浆、中脘、关元、合谷、血海(左)、阴陵泉、丰隆、三阴交(左)、太冲(右)。② 风池、风府、大椎、身柱、至阳、中枢、脾俞、关元俞(左)、秩边、中髎。

十一诊

停安眠药,皮疹好转明显,大便成形,日行2～3次,小便调(图3-11)。

〔处方〕 ① 神庭、头维、承浆、曲泽、三间、血海、丰隆、三阴交(左)、太冲、中脘、中极。② 风池,风府,大椎,T_2、T_3、T_4夹脊,身柱,脾俞,大肠俞,小肠俞,秩边,委中。

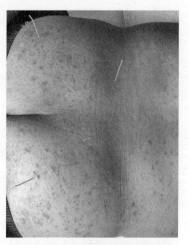

图3-10 汗管角化症患者十诊

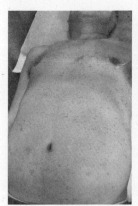
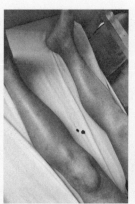
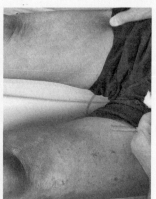

图3-11 汗管角化症患者十一诊

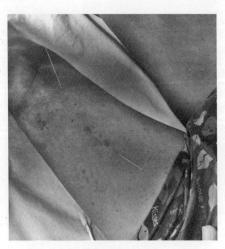

图 3 - 12　汗管角化症患者十二诊

十二诊

疱疹好转,余诸症悉减(图 3 - 12)。

［处方］ ① 百会、神庭、头维、承浆、中脘、三间、中极、血海、局部皮损平刺、丰隆、太冲、丰府。② 风池、颈夹脊、身柱、神道、至阳、肝俞、脾俞、次髎、中髎、委中。

【按】 汗管角化病是一种与遗传有关的慢性角化性皮肤病,病因不明,多有家族史。原发损害为角化性丘疹,逐渐向周围扩展,中央皮肤正常或萎缩,其边缘为一狭窄的灰色或淡褐色角化性堤状隆起,隆起顶部有一更窄的沟槽,无自觉症状,好发于暴露部位,黏膜亦可发生。西医用药物对症治疗,无特殊疗法。

浦蕴星说,此病非针灸科常见疾病,但是遵循辨证论治的原则,可以治疗。患者首诊时头皮、四肢、身体均有红褐色丘疹,伴有瘙痒,夏天不敢穿短袖,因瘙痒忍不住挠抓局部,时见贴身衣物上有血渍,为热入血分之象。首次发病因情绪受到严重打击所致,考虑此病发病基础与遗传有关,而情志不畅为其诱因。患者此次发病持续时间较长,经中医外科和针灸科联合治疗后,好转明显,原有红褐色丘疹变浅,皮损明显好转,可见针刺对于皮肤疾病的治疗亦有优势。

十三、慢性肾炎

吴某,男,55 岁。

初诊(2016 年 6 月 4 日)

［主诉］ 酱油色尿 5 日。

［病史］ 患者慢性肾炎病史 5 年余,高血压 3 年余。长期肾内科门诊药物治疗,症情未见明显好转,患者时有腰酸乏力,劳作后加重;近几日晨起颜面部水肿,尿中泡沫增多,颜色呈酱油色,腰酸乏力转甚,舌淡胖,边有齿痕,苔白腻,脉沉弱无力。

［诊断］ 中医诊断:血尿;西医诊断:慢性肾炎。

［处方］ ① 大椎、至阳、肝俞、脾俞、肾俞、志室、三焦俞、膀胱俞、飞扬、太

溪。② 膻中、鸠尾、中脘、水分、肓俞、气海、足三里、三阴交、复溜。

针法：气海采用热补法，余胸腹部及背部腧穴采用轻捻浅刺卧针法，足三里、太溪采用捻转补发，余四肢腧穴采用导气法，留针 30 min。

灸法：大椎、至阳、中脘、气海隔附子饼灸 2 壮。

二诊

昨日针后，腰酸缓解，小便酱色转淡，颜面水肿减轻，续以温肾健脾。

[处方] 原方加灸命门、关元，余法同前。

三诊

连续针灸 2 次，患者颜面水肿已渐退去，腰酸乏力明显好转，小便转清，尿中泡沫减少。

[处方] ① 大椎、至阳、脾俞、肾俞、志室、命门、飞扬、太溪。② 膻中、鸠尾、中脘、肓俞、气海、关元、足三里、三阴交、复溜。

针法：气海、关元采用热补法，余胸腹部及背部腧穴采用轻捻浅刺卧针法，足三里、太溪采用捻转补发，余四肢腧穴采用导气法，留针 30 min。

灸法：大椎、命门、气海、关元隔附子饼灸 2 壮。

四诊

晨起颜面水肿已尽退，小便颜色清，少量泡沫尿，小便常规镜下血尿（＋＋），今日起隔日针灸。

[处方] ① 大椎、至阳、脾俞、肾俞、志室、飞扬、太溪。② 膻中、鸠尾、中脘、肓俞、气海、足三里、三阴交、复溜。

针法：气海采用热补法，余胸腹部及背部腧穴采用轻捻浅刺卧针法，足三里、太溪采用捻转补发，余四肢腧穴采用导气法，留针 30 min。

连续针灸 1 个月后，患者诸症悉减，目前隔月针灸以巩固疗效。

【按】 慢性肾炎患者通常排出大量蛋白尿，中医认为肾为藏精之府，蛋白为精微物质，故治疗以培本固肾为主，本患者因肾气亏虚而出现精微物质不能固摄而成蛋白尿，气虚日久演变为阳虚，元阳亏虚，全身诸阳皆弱，首先累及脾阳，阳虚不能治水，故见颜面水肿，脾虚不能统摄血液而下漏，故见血尿；治疗时以益肾健脾、温阳益气为主，脾肾健、阳气复则诸症兼消；故选用背部督脉穴轻捻浅刺通阳扶正，背俞穴轻捻浅刺健脾益肾，调和脏腑，膻中、鸠尾浅刺益气，中脘、肓俞浅刺健脾益肾，气海、关元热补法温阳益气，足三里、太溪捻转补发补肾健脾，三阴交、复溜、飞扬导气法调气通经,另采用隔附子灸加强温阳之功,水肿甚者加膀胱俞、三焦俞通利三焦、利水消肿。临床按此法用之多效。

十四、顽固性瘙痒疮疹

史某,女,20岁。

初诊(1995年3月20日)

[主诉] 疮疹瘙痒2年。

[病史] 反复皮肤瘙痒已2年,每逢春夏、日光照射及风吹、月经间期时丘疹、红斑增多,剧痒,经皮肤科药治至今,仍此起彼伏。刻下:颊面、颈项、上背部、两上臂外侧有红斑、丘疮疹,头面部满布,剧痒。抓搔后稍有渗出液,上唇肿,伴夜寐不安,阵发心悸,心情烦躁、易怒,大便干结。舌质尖红赤、苔薄黄,脉弦滑数。

[诊断] 中医诊断:风瘙痒;西医诊断:顽固性瘙痒疮疹。

[处方] 大椎、至阳、少海、少府、风池、三阴交、行间。

方法:大椎、至阳取0.3 mm×25 mm毫针快速点刺分许,即出针后术者以拇、示二指在针孔两侧挤捏使出血。少海捻转提插补法,三阴交平针,其余诸穴均行捻转提插泻法。留针30 min,隔15 min,间歇运针1次。出针时泻之则摇大其孔,不闭其穴。嘱明日复诊。

二诊

颜面、背部红疹显著消减,瘙痒亦轻,唇肿退,今晨已解大便。唯昨夜睡眠仍不酣,脉苔如上。针后血热之势受抑,唯心火独旺,原方损益,以清心泻火为治。

[处方] 神庭、印堂、神道、少海、少府、风池、三阴交、行间。

方法:神庭、印堂、神道取0.3 mm×25 mm毫针点刺挤捏出血,其余诸穴针法同首诊。隔日治疗。

三诊

头面、背部红斑、丘疮疹均消退,部分结痂,不痒,二夜安睡,大便日行,患者神情舒畅。苔薄腻舌淡红,脉平。心肝之火已平,湿热亦清,停止出血一法。

[处方] 印堂、神庭、少海、风池、三阴交。

方法:少海、风池分别行捻转提插补泻法,余穴平针。今起停针随访观察。

应嘱避免烈日暴晒,注意心理自我调节等摄入事项。

结果:经一年随访观察,未有复发。虽值经行前后,或在吹风日晒后,亦无红点丘疹出现。

【按】 瘾痒一症多因风邪,此外,湿、热、寒盛等均可诱发。《内经》云:"诸痛痒疮,皆属于心。"本例内因乃由心火太过,内热炽盛,兼之腠理不密,外因为风邪侵袭肌肤。患者每在春季风吹、夏天日光暴晒后症状加重。盖春日风木当令,夏主心火。患者心火偏旺,心主血,血分必热,又因外界环境之气候火热,二火相遇,风助火势,故肌肤间起瘾作痒,嫩红,心火偏旺,又可引动木火上升,则烦躁易怒。治宜凉血清热。在督脉经穴大椎、至阳二穴刺其血络放血,可清热泻火凉血以奏速效。少府乃手少阴心经荥火穴,泻之可清亢盛之心火;少海为手少阴心经之合水穴,补其溢水之功以制偏旺之心火。风池可清头面之风热,行间为肝经荥穴,二穴同用,表里经相配,上下相为呼应,可疏肝气、平肝木、清肝热。三阴交,健脾和湿,且有安神调经之功。二诊时已见皮疹明显消减,唯睡眠仍不佳,且焦虑躁急,心情未平,舌尖仍红,心火独亢盛,原方去大椎、至阳,取印堂、神庭、神道点刺出血以清心泻火,宁神。使两年之疾,三针而愈。

十五、恐高症

患者,男,28岁,阿拉伯联合酋长国人。

初诊(1992年7月8日)

[主诉] 恐高16年。

[病史] 12岁时曾目睹有人自高楼坠下后,精神一直紧张,至今每当登高、驾车爬坡时顿感头晕目眩,全身出汗,惊悲状,伴胸闷、气促、泛恶呕吐等。患者平素易紧张、恐惧,时有心悸、口干等症。否认父母有精神障碍。曾赴伦敦等地就医,系统检查,均无病理现象可见,诊断为心因性症状,作心理治疗及药物治疗均无效。求治于中国医疗,但又信心不足,且对针刺疗法有恐惧感。

检查:神佳,对答切题,表情自然。内科、神经系均(-),血压140/96 mmHg,脉搏82次/min,苔薄腻质尖红而干,脉细带数。

[诊断] 恐高症。

[处方] 神门(双侧)、左照海、右太冲。

方法:太冲捻转轻泻法,神门、照海捻转轻补法。共留针40 min,每隔

15 min 运针一次,术者以拇、示、中三指持针柄,若即若离地小幅度持续运针,每穴 1 min。

耳穴:取一侧心、肝、肾、神门、脑点以磁珠埋穴,嘱患者每日 3～5 次,每次 2～3 min 轮流反复按压敷贴磁珠,每穴按压 10 次,以耐受胀感为度。

针刺治疗前,针对患者存在的疑惑,先告知中医、针灸治疗的基本原理,并进行心理疏导,术中患者对无痛进针及徐和的针感十分适应,情绪渐安定,并有舒缓的感觉,术后脉率平稳,72 次/min,血压恢复正常 120/80 mmHg。

二诊

神情安定,消除疑惑,对治疗树立信心。血压 124/76 mmHg,脉率 72 次/min,脉细,苔薄舌偏红。

治疗:原方加神道、神庭。神道捻转轻补法,运针 1 min,不留针,余宗前法。心理疏导,并嘱患者开始登高远眺锻炼。先自底层登上 3 楼,从室内向室外远望。如无不适再去室外阳台远视。

三诊

第二次治疗后开始每日 2 次登楼向室外眺望,目前已登三楼室外阳台远视,未出现昏晕、汗大出等现象。脉平苔薄。

治疗:原法当妥。原方损益综近,去太冲及耳部肝穴。

四诊

诉述针治以来神情安定,未出现心悸等现象。现已可登 6 楼室外阳台眺望,驾车爬坡均无任何不舒感。

治疗同上,以巩固疗效,并嘱停针观察。

结果:1 个月后患者来诊随访谓,停针期一切如常,已登高驾车爬坡,又曾乘飞机赴伦敦,在机舱内由机窗向空中眺望均未出现恐惧及眩晕、汗出、恶心等症,目前生活、工作正常。

【按】 本病起于惊吓,恐惧后,发病时年龄幼小,脏腑之气未充,受惊后心气乱,致心神摇动,魂魄不安,脾胃升降受阻,恐则伤肾,心肾失调,久则心阴不足,心气虚弱,肾水衰亏,而心肾二亏。治予益气养阴,交泰心肾,佐以平肝潜阳。方取神门为手少阴心经原穴,神道属督脉,督脉如络脑,二穴可补益心气,安宁心神,神庭系督脉与足太阳经交会穴,用以治疗心神错乱等症。"三神"相配,益气养阴,以安神魂,定惊悸。照海及阴跷脉气所发,用以交泰心肾,佐太冲有平肝育阴潜阳之功。

本例病程较长,又曾赴英国等地治疗,且对中医针灸治疗抱有疑惑及一定的恐惧感,为之首诊的治疗是关键,初诊精选 3 穴,无痛进针后采用捻转补泻法,施以轻柔的针法,产生十分徐和而适应的针感,并能宁心安神,平肝潜阳,术后即可血压、脉率得以平稳。故穴不在多,针法施术因病因人,恰到好处。治疗前使患者了解中医、针灸治病的原理,以及对本病的病因病机分析,介绍其疑惑,树立了信心,结合心理调治,登高远眺等得当的方法,方能三诊而愈,随访疗效巩固。

十六、强阳症

薛某,男,26 岁。

初诊(1985 年 10 月 8 日)

[主诉] 阴茎勃起不倒、胀痛 4 h。

[病史] 结婚 2 周,欲念异常亢进,阴茎常自行勃起不倒,梦中阴挺不收,房事后阴茎仍坚而不衰。今晨性交后,阴茎一直勃起不倒,阴茎和精索发胀、疼痛,心烦不安,小便黄少,排尿困难,大便干结,舌质红,苔黄腻,少津,脉弦数。

[诊断] 中医诊断:强阳症;西医诊断:阴茎异常勃起。

[处方] 大敦、足窍阴、少海、复溜、小肠俞、会阳。

方法:取 0.35 mm×30 mm 毫针点刺大敦、足窍阴二穴出血。小肠俞、会阳行提插捻转泻法,每穴运针 20~30 s,单刺,不留针,少海、照海行捻转补法,留针 30 min,每隔 10 min,间歇运针 1 次。每日治疗 1 次。

二诊

昨日针后后阴茎变软下垂,胀痛亦消,但夜寐后仍阴纵不收,苔薄黄,舌偏红少津,脉弦。热盛之势成,今宜滋阴补肾,清泻肝火。

[处方] 太溪、复溜、太冲、少海、肾俞、小肠俞。

方法:肾俞捻转补法,小肠俞提插捻转泻法,每穴各运针 1 min,均不留针。少海、太溪、照海捻转补法,太冲平针法,留针 30 min,间歇运针 2 次。

三诊

夜间阴挺时间缩短,神情安定,小便淡黄,腑行亦畅,苔薄腻舌偏红,脉小弦,治宗原方。

五诊

诸症均已消失,苔薄腻,舌淡红,脉平。

[处方] 太冲、太溪。

方法:太冲平针,太溪捻转补法,留针 20 min,嘱停针,随访观察。

结果:经 5 次治疗后症状全部消失,性生活正常,随访 3 个月,强中症无复发。

【按】 本病中医学又称"阴纵""内消"亦称强阳不倒。主要表现为阴茎异常勃起,《灵枢·经筋》曰:"足厥阴之筋……伤于热则纵挺不收。"考前阴为宗筋之所聚,足厥阴之经脉、经别、经筋、别络均循于此。

厥阴属肝木,内藏相火。本病患者年轻形实,肝胆湿热内盛,又纵欲过度,心火偏盛,引动相火内炽,火性上炎,故阴器挺而坚举不缩;实热伤阴,筋失濡润,筋脉燥急亦导致玉茎坚硬不痿。治宜清泄肝胆之火,佐以滋阴。

肝胆相为表里,胆别贯心。临床症状中,心烦不安、阴茎胀痛等均属心、肝二经热盛之症,故首诊急取肝、胆二经井穴,毫针点刺出血以清泄肝胆实热,使命门之火自内寄而不偏亢。取手少阴心经合穴(水穴)少海补之,益水以制心火。泻相为表里的小肠经的背俞穴小肠俞,以制过旺的欲火。会阳为督脉与足太阳之会,古代医家用以治疗男子性功能疾病。复溜乃是少阴肾经经穴,属性金,为本经补穴,可益肾养阴以制火。

二诊时,阴茎变软,但夜寐后仍阴挺不收,苔黄腻转薄黄,肝经热未清,然其主要病机为肾阴亏不能育肝,肝阴虚不能制火,相火亢而莫制,则仍阴挺不收,治当滋阴补肾。清泻肝火,故原方去二经井穴及会阳,加肝、肾原穴太溪、太冲及肾俞,三穴合用,加滋补肾阴,滋水涵木以泻肝火之功,使水足则火自制,肝木自宁,其病则愈。

十七、痿病

案 1

朱某,男,40 岁。

初诊

[主诉] 双下肢瘫痪 3 个月。

［病史］ 患者因工作受挫致情绪抑郁不振,精神萎靡,食欲减退,此后逐渐感到双下肢萎弱无力,致不能走路。曾在外院骨科、神经科诊治,药物、理疗均未奏效。专科检查:双下肢肌力3级,肌张力正常,肌容量减低,四肢腱反射对称,病理反射未引出。脉细涩、苔薄白腻有齿痕。

［诊断］ 中医诊断:痿病;西医诊断:癔症性瘫痪。

［治则］ 开窍醒神、疏通经络。

［处方］ 人中、风府、秩边、委中。

方法:人中、风府均捻转泄法、秩边、委中输刺法、直入直出,感应迅速扩散至双下肢。

【按】 初诊后即刻患者双下肢双下肢可抬、抗阻力。诊后活动自如,并嘱加强功能锻炼。

案2

孙某,男,31岁。

初诊

［主诉］ 四肢阵发抽搐3年。

［病史］ 发病前曾与家人争执大哭,有不舒片刻,精神恍惚,行走不稳,继则四肢抽搐,呈角弓反张达10余分钟,后渐渐自行缓解。3日来每日发作多达10余次,每次抽搐数分钟至10余分钟。曾注射镇静剂,今日情绪不佳,抽搐加剧,发作频繁。发作时精神清楚。查体:神清,神经系统(一),脉弦数,苔白腻舌尖边红。

［诊断］ 中医诊断:痫病;西医诊断:癔症性癫痫。

［治则］ 开窍醒神,疏肝解郁,镇痉止搐。

［处方］ 人中、风府、大陵、行间。

方法:风府捻转泻发,运针1 min不留针,人中向鼻根方向斜刺0.1寸,得气后行雀啄法1 min,大陵、行间捻转提插泻法,以患者耐受为度,留针30 min。

【按】 首诊后即停止抽搐,随访未发。

案3

李某,女,36岁。

初诊

［主诉］ 哮喘持续1日。

［病史］ 昨日因恼怒生气后即患胸部满闷,憋气,呼吸不畅,喘急不能平卧,经服氨茶碱等无效,特来针灸治疗。查体:神清,呼吸急促,张口抬肩。听诊:呼吸音清,未闻哮鸣音及湿啰音。脉细弦数,苔白腻舌偏红。

既往无气管炎及哮喘史。

［诊断］ 中医诊断:癔病;西医诊断:癔症性哮喘。

［治则］ 开窍醒神,宽胸和气。

［处方］ 人中、膻中、大陵、气海。

方法:大陵针尖向前臂方向,与人中均捻转泻法,膻中进针后向剑突沿皮横刺,得气后,以左手示、中指腹按在针体上皮肤,缓慢做左右横向按揉 1～2 min,使针感向四周扩散。气海平针法,留针 20 min 后,患者诉述胸部满闷渐解,舒畅而愈,随访未有发作。

案4

沈某,男,26 岁。

初诊

［主诉］ 扭转痉挛 3 日。

［病史］ 3 日前与人争执当即昏厥,伴全身抽动,肢体扭转,蜷曲,头项向左后扭转,左手旋后,持续 1～2 min 后渐缓解,以后日发 3～5 次不等,曾在外院神经科诊治做脑电图,头颅 CT 等检查均正常,药治无效。检查:神经系统,无阳性体征,脉弦滑,苔黄腻。

［诊断］ 中医诊断:癔病;西医诊断:癔症性扭转痉挛。

［治则］ 开窍醒神,祛风镇痉化痰。

［处方］ 人中、风府、丰隆、行间。

方法:风府向喉结方向进针 0.8 寸,待有较强针感后,捻转泻法 3 min,不留针,人中向鼻根下斜刺 0.5 寸,与行间二穴捻转泻法,丰隆提插泻法留针,留针 1 h。间歇运针。

【按】 首诊后发作明显减少,随着病症改善,减轻针刺剂量,并取备用穴,风池、后溪、阳陵泉等随症选用。3 次治疗后,抽搐等症全部消失。

案5

顾某,女,35 岁。

初诊

[主诉] 失语10日。

[病史] 10日前曾跌扑头部着地,当时无昏厥,但以后不会说话,即赴医院急诊,曾做头颅CT做检查无异常发现,癔病性失语,针刺及药物治疗无效。检查:舌运动正常,其他神经系统均无阳性体征可见,脉细弦,苔薄舌尖偏红。

[诊断] 中医诊断:癔病;西医诊断:癔症性失语。

[治则] 开窍醒神,通利舌窍。

[处方] 人中、风府、上廉泉、大陵。

方法:人中、大陵穴捻转泻法,针风府穴待有强烈针感时令患者动舌体,观其神情自如,对医者嘱咐能密切配合后,再针刺上廉泉,同时再泻大陵,此时嘱咐患者深呼吸,待呼出时,大声发"啊"音,当即发声后语言完全恢复正常,次日就诊随访,疗效稳定。

【按】 本病的临床症状复杂,表现各异。笔者分析其病因病机,则以七情六欲为最主要。郁者,滞而不通之义凡,有情志波动,失其常度,气机瘀滞,则生此病。正如《内经》云:"悲哀忧愁则心动,心动则五脏六腑皆摇。"《医宗金鉴》云:"心静则神止,若为七情可伤,则心不得静,而神燥扰宁也。"其次,痰火郁结也是主要的病因,是谓火炽则痰涌,心窍则为之闭塞。气郁则痰迷,神志为之混淆。

因此,本文可择5个病例,按其临床症状展示中医"痿证""痹证""哮喘""癔病""痉证",然其主要七情抑郁,痰火郁结,以致心窍被蒙,神志逆乱。

对本病的辨证施治,建立在对症病机的统一性,以气机瘀滞,心窍被蒙,神志逆乱,则以开心窍、醒神志、疏肝气、治其本,根据其表现在精神、感觉运动以及自主神经等方面的症状,循行脏腑、经络辨证,针对其症状病位和归经,采用循经、局部取穴以治其标,治本兼治其标的标本同治法。治本主方取督脉,心包,肝经。大陵为心包经的腧穴,有清心火、开心窍、宁心神之功;泻足厥阴肝经荥穴行间以泻肝火,疏肝气;督脉之风府、人中,则可醒脑清神;四穴相配已达开心窍,醒神志,疏肝气之功,其余配穴,则以脏腑、经脉或井穴,随症应用。

在治疗本病时,浦蕴星十分重视首诊的治疗效果,至少经过第一次治疗后要取得疗效,如案五癔病性失语,患者曾在外院经过针刺治疗无效而对针灸疗法信心不足。经过浦蕴星仔细检查,分析,认真制定治疗方案,并告知患者,使其了解针刺特定穴,通过经络与脏腑组织器官间的联系,使其在充分了解的前提下,树立了信心,能密切配合,取得了理想的效果。

十八、肌萎缩性侧索硬化症伴假性球麻痹

张某,男,52 岁。

初诊(1989 年 4 月 16 日)

[主诉] 肢体活动不利伴言语不利 2 年余。

[病史] 患者诉 2 年前劳累汗出,冷水淋浴后,出现肢体乏力,后症情逐渐加重,出现讲话缓慢,张口费力,行动无力,并继续呈进行性加重状态。外院神经科诊断为"肌萎缩性侧索硬化症伴假性球麻痹",并予相应治疗至今,未能控制病情发展。检查:面肌运动好,面部感觉及角膜反射正常,咽反射消失,上肢肌力 4~5 级,下肢肌力 4 级,全身深腱反射亢进,踝阵挛,知觉完整伴两侧大、小鱼际轻度萎缩。刻下:语言含糊不清,饮水时流溢、反呛、吞咽困难,项背、四肢肌肤板紧,转颈挛掣,四肢乏力,下肢为甚,步态不着实,伴四肢冷、失眠、食欲减退、精神萎顿。舌胖质偏暗,苔薄黄,脉细弱。

[诊断] 中医诊断:痿病;西医诊断:肌萎缩性侧索硬化症,假性球麻痹。

[处方] 手三里、足三里、合谷、太冲、太溪、中脘、气海、海泉。"滚筒针"在项、肩胛、背、腰尻循督脉足太阳经分布区,自上而下滚刺后走罐。

方法:海泉针刺 0.5~0.8 寸,单刺不留针;太溪、中脘、气海行捻转、提插补法;其余诸穴均平针法。"滚刺"法不出血,待皮肤潮红后在皮肤上擦以"冬青油"进行"走罐"。

每周针刺治疗 3 次,"走罐"每周 1 次。20 次为 1 个疗程。

二诊

针后周身有温热感,尤其在腰背部,余症如上述。

[处方] 相应华佗夹脊穴(C_3、C_5、C_7、T_3、T_{11}、L_2、L_4 两侧脊旁)、天宗、秩边、金津、玉液。

方法:金津、玉液点刺各深 0.3 寸,天宗合谷刺,秩边输刺法,需有循经扩散感。上述诸穴均不留针。相应华佗夹脊穴针刺时要求在颈、胸、腰段分别各有一穴其针感有放射扩散感觉。

与首诊时体针取穴为二组基本方,每次治疗时轮流选择其中一组穴即单数诊次选穴与首诊相同,双数诊次选穴与二诊相同。

四诊

肌肤板紧感觉减轻,舌运动有好转,已能吐出口水,双下肢亦较前有力,睡眠好,食欲增,苔薄腻舌质暗,脉细。

十诊

舌运动已灵活,不流涎,构音较清,吞咽已无障碍,咀嚼亦可,咽反射已出现。肢体活动渐有力,肌肤板紧现象明显改善,唯晨起时略感,活动后即舒缓。

治法尚妥,再疗。

二十诊

经过一个疗程针刺治疗,诸症得以控制并继续好转,四肢肌力提高4+～5－,步态亦着实。精神振奋,眠安,纳便调,舌胖偏暗苔薄腻,脉细有力。

间歇两周后再继续第二疗程治疗。

【按】　本病系运动神经疾病,迄今病因未明,通常在40～50岁发病,男性较女性为多,在5％～10％病例中有家族史。目前,尚无有效措施能阻止本病的进展,其预后不佳。

从本案发病及临床证候分析可归属于中医"痿病"范围,因其病渐进如枝之渐枯萎不用。

中医学治痿之法依据辨证不同而异:如肺热叶焦者清上热;精血内夺,奇脉少气则以填补精髓为主;肝肾虚兼湿热及湿热蒸灼筋骨者宜益下焦以温通散络,兼清热利湿为主。《内经》则有"治痿独取阳明"之论,亦指出"阳明者,五脏六腑之海,主润宗筋,宗筋主束骨而利机关也"这就说明"人以胃气为本"。饮食入胃,游溢精气,归于五脏。

本案病发前因劳累后汗出,冷水沐浴,寒湿之邪从皮肤肌肉乘虚入侵,久则寒去湿留,湿又从热化,再耗阴血,内伤肝、脾、肾三脏。肝伤则四肢不为人用而筋骨拘挛;肾藏精,精血相生,精虚则不能灌溉诸末,血虚则不能营养筋骨,脾虚则生化之源不足,以致肌肉萎缩,筋脉失养,骨髓空虚形成痿证。兼之脾胃运化失职,饮食减少,病情日趋严重。因此,治疗上则从肝、脾、肾三脏着想,并在补养肝肾精血的同时必须照顾脾胃之生化,健运脾胃、活血通络,以冀控制病情发展。方中手足三里、合谷、中脘即贯穿着健运脾胃为中心。太冲、太溪为足厥阴、少阴之原穴,以补益肝肾、填补精髓。气海有益气培元之意。海泉、金津、玉液刺之可通利舌窍利咽。天宗、秩边用以疏导上、下肢经气。应用"滚筒针"循经滚刺皮部,以"走罐法"佐以则活血疏经通络之功更强。

华佗夹脊穴,内夹脊里督脉,外邻膀胱经、督脉之别由督脉"别走太阳"夹脊而行于督脉与膀胱经之间。夹脊穴又与各脏腑背俞相邻,针之可调和脏腑气血。实际研究观察到每个夹脊穴附近均有相应脊神经后支伴行,神经纤维的范围覆盖了穴区部位,交感神经纤维交通支与脊神经联系,并随脊神经分布到周围器官的脏器,引起针感传导反应,通过神经体液调节作用,可影响交感神经末梢释放化学物质,使病变受累的椎关节、韧带、肌肉等组织结构以及神经血管邻近组织产生良性反应,调整改善,使之趋于平衡。

十九、雷诺病

郑某,女,62岁。

初诊(1990年10月9日)

[主诉]　两下肢阵发麻木,腰以下凉感1年余。

[病史]　患者1年前两下肢阵发麻木,腰以下凉感,得暖则稍舒,夏日气温达35℃以上仍需穿两条长裤,曾经外院药物、针灸治疗未能痊愈。检查:两下肢腱反射对称,肌力正常,无肌萎,足踝以下肤色稍黯,皮温较低,太溪、跗阳脉具存。刻诊:两下肢麻木阵发,每日从足趾(大姆趾)开始蔓延及足背、足底,甚则达小腿前廉,发作时观其趾端均明显苍白,皮温冰凉,数分钟后,麻木渐缓,肤色亦渐渐恢复如前。近2个月来发作频繁,日发数十次,每次持续5～10 min不等。素有胃疾,经常泛酸、隐痛,大便溏薄日行1～2次。苔薄白腻,舌淡暗,脉细缓,尺沉细。

[诊断]　中医诊断:痹证;西医诊断:雷诺病。

[处方]　命门、腰阳关、内关、公孙、三阴交(一组方)。

针法:内关、迎随、提插、捻转补法,待针感循经扩散,运针0.5 min;公孙得气后缓缓向小足趾侧透刺,平针法;三阴交提插、捻转补法;命门、腰阳关捻转补法,各运针0.5 min去针,然后上置"阳和饼"大艾柱间接灸疗各2壮。隔日治疗1次,10次为1个疗程。

嘱患者以拇指指腹按揉两足底涌泉穴各30下,每穴1～2次。

二诊

治疗后自觉温热舒适,余症如前。

［处方］ 神阙、关元、足三里、合谷、太冲(二组方)。

方法：足三里提插、捻转补法；合谷、太冲平针法；关元提插补法，得气后紧按慢提，由浅入深，从阳引阴，运针 3 min，不留针。并神阙二穴上置"阳和饼"大艾柱间接灸各 2 壮。

每次治疗，选取一、二组方中一组交替使用。

四诊

三诊后发作次数明显减少，持续时间缩短，胃脘疼痛亦减轻，食欲增加，脉苔如上。

取二组方，针灸并治。

结果：经过 2 个疗程针灸治疗，两下肢麻木凉感缓解消失，肤色正常，胃脘痛未作，纳便亦调，脉细，苔薄质偏暗。停针观察。一年后随访未有复发。

【按】 雷诺病系肢端末梢小动脉的间歇性痉挛或功能性闭塞引起的局部缺血现象。其病因尚不很清楚，多数学者认为可能由于血管交感神经支配的功能紊乱以及遗传等因素有关。随着病程的进展，可发现肢端末梢动脉分支管腔直径缩小等改变。本病以女性为多，可能由内分泌功能失调影响交感神经功能亢进。寒冷及情绪激动常为诱因。

从本病的临床表现，似与《素问》载述的"厥证"以及《金匮要略》一书中描述的"血痹"病相类。其主要病机为营卫不和，风寒束络，气迟血涩，阴阳俱微。

本例患者年逾花甲，素有胃疾、便溏、腰以下冷感等病证。观其舌质淡暗，尺脉沉细，实乃中焦虚寒，运化无权，使血溢脉外，形成血瘀阻闭，肾阳不足，风寒着络，营卫失和，使阳气与血液不能运行肢端，故呈苍白麻木，为脾肾阳衰，寒凝脉络，法当温阳活血行痹。《灵枢·刺节真邪》云："治厥者，必先熨，调和其经……火气已通，血脉乃行。"故本案针灸并重，以针引阳气，灸疗任督脉以温阳行痹。

方中关元以扶正固本，可谓"关元一针，温暖周身"；神阙系生命之根蒂，紧密联系脾、肾、胃三经；命门、腰阳关可培元补肾。上列四穴置以具有温阳活血、芳香走窜经络的数十味中药研制而成的"阳和药饼"，以大艾柱间接灸治，共奏温阳行气、调和营卫、宣痹通脉之功。内关乃手厥阴心包经之络穴，主血脉；公孙是太阴经络穴，通冲脉；八脉交会，上下相配。并足三里、三阴交调脾胃，斡旋中州之升降；合谷、太冲组成的"四关"穴可调畅四肢气血以通达。治病重在治本，切忌头痛医头，脚痛医脚。

二十、大便失禁

虞某,女,70 岁。

初诊(2005 年 8 月 5 日)

[主诉] 腹泻 1 个半月。

[病史] 2005 年 6 月 26 日因吃西瓜引起腹泻,服止泻药无效。刻下:大便日行 7 次,腹痛即泻,呈水样状,使用成人尿布。胃纳可,恶寒,腰酸,舌淡、干,苔白,脉迟。

有慢性结肠炎 50 年,平素大便日行 3 次,便溏。亦有慢性胆囊炎及胆石症,常因寒冷和情绪波动加重。

[诊断] 中医诊断:泄泻;西医诊断:大便失禁。

[处方] 针刺足三里、三阴交、太冲、阴陵泉、关元、气海、百会、气海俞、脾俞、关元俞、长强旁开 1 寸(经验穴)。

针法:温补脾肾止泻为宗。关元、气海针刺热补法,使患者感觉下腹有温热感;针刺长强旁开 1 寸的经验穴用 3 寸长针平刺向上,施搓柄法,使针感扩散至整个肛门及直肠下部区域;太冲行针刺泻法,余穴行针刺补法。

二诊

3 日后再次就诊,自诉针刺第二日腹泻即止,不用尿布。刻下:晨起口苦,大便日行 1 或 2 次,成形,质软,便前腹痛消失,畏寒依旧。舌淡,苔薄腻,脉迟。依前法治疗以加强疗效。

【按】 这是一个典型的局部和整体调整相结合治疗成功的案例。患者大便失禁,腹痛即泻,故局部长强部位采用搓柄导气来改善直肠肛门的收缩;患者素来脾肾阳虚,故行热补法针刺关元和气海以温补脾肾,行针刺补法于足三里、三阴交、阴陵泉、百会、气海俞、脾俞和关元俞等穴以健脾补肾止泻;又病程颇久,兼顾患者又有胆囊病症,故行针刺泻法于太冲以疏肝利胆,调情志。

二十一、带状疱疹

周某,女,43 岁。

初诊(2014 年 4 月 3 日)

[主诉] 右腿疼痛半月。

［病史］ 患者自 2014 年 3 月 24 日起,右侧膝关节刺痛,继而整个右腿及右足跟持续刺痛,不随体位改变,热敷亦不改善。1 周后刺痛加剧,右足跟不能着地。在右腘横纹外侧及右臀横纹外侧现簇状水疱数粒,晶莹透亮,刻下:右臀横纹至会阴部、右腘窝外侧、右足跟均有散在的簇状水疱。抑郁,失眠,乏力,二便常,舌红,苔薄黄,诊脉弦。

［诊断］ 中医诊断:疱疹;西医诊断:带状疱疹。

治法:先疱疹处散刺加拔罐;后循右下肢足太阳、足少阳经切法探穴,取阿是穴 4～5 个,施以导气手法。

患者描述针刺时感到臀部及下肢穴位针感向下放射伴有热感,足跟部穴位针刺后针感缓慢向整个足跟扩散,针后即刻足跟肿胀感消失,能着地。次日,治疗过部位疼痛均缓减,亦无新的疱疹出现。

又于 2014 年 4 月 8 日及 2014 年 4 月 10 日又被施以相同治法,症情日减,3 周后治愈,无后遗痛。

【按】 该患者因工作不顺导致肝郁及心肝火旺,热毒蕴积于里,适逢劳累致正气不足,疱疹爆发,故采用刺络拔罐法清热泻毒,此乃针灸治疗带状疱疹的常规有效疗法。本医案特别之处在于浦蕴星循按探穴及局部的导气手法。因热毒蕴积使得经脉闭阻,不通则痛,故阿是穴即为闭阻点,针刺阿是穴是最有效的祛除局部瘀滞的方法,加以导气法作用于整条受累经脉,使得疏经通络能奏效,通则不痛,通则再无新的疱疹出现。至于为何患者有热感,可能与带状疱疹病毒侵犯脊神经后使得神经感觉异常有关。

第二节 医 话

一、浦蕴星谈"针感"

在通常情况下,进针后患者都要产生一定针感,其性质是有所不同的。临床经验证明,不同性质的针感,对不同疾病在疗效上是有区别的。最明确的实例就是冷热两种手法。当然不是在每一个患者身上都需要这样做,也不是任何一个症例都可以达到预期的目的,这要根据术者经验和患者病情以及机体对针感的反应来决定。但一般说来,只要术者有足够的指力,押手运用得适当,针的深度合适,在操作上,把"揣""爪""搓""弹""摇""扪""捻"等方法灵活地结合起来应用,是可以控制针感的性质的。

1. 酸 这是常见的针感之一,多出现在局部,有时也可以传到远端。这种"酸"多出现于深部有肌肉组织之穴位上。其出现是以四肢为主(末梢穴位除外),腰部次之,颈部、背部、面部再次之,腹部尤其胸部少见。末梢敏感之穴位上则不见。其性质与剧烈运动后肌肉因乳酸蓄积而致之酸痛中的"酸"颇相似。此种针感多在行手法中出现。控制"酸"时,押手的运用是很重要的。一般针后多产生"麻"或"胀"的针感。如果基础感觉是"麻",押手要多用些力;如果基础感是"胀",押手可轻些。此时可将针向一方(或左或右)捻转,如果因捻转而出现了"疼痛",则成功可能性就要小,若经过捻转胀感加重了,就要抓住这个胀感的时机变捻转为提插,提插的速度要快些,幅度要小些。如果不成功,可依法再作。

2. 麻 麻在临床上极为多见,除四肢末梢外,其他穴位均常常出现。有时是条状或线状,也有时成带状,一般全是可传的。"麻"是针后最易出现的针感,如果针后出现了麻以外的针感时,可以用下述方法使之变成麻感,此时押手可以不用,用时也要极轻,使之仅起固定穴位的作用,针的捻转角度要大一些,提插的幅度要大,速度则快慢均可,针尖的方向要变换。

3. 胀 胀在针感中是多见的。在产生酸的针感之前,往往出现胀。此种针感多在局部出现,有的以局部为中心向不同方向呈片状扩散,与局部注射药物所形成的胀感相似。在控制胀时,押手是极为重要的。必须在押手上加一定的力量,其捻转方向最好是向一边,捻转速度要慢,一边捻转一边用押手用力。一般情况下这样就可以产生胀感。如不成功时可加入提插,提插时速度要快些,幅度要小些,针尖方向不要变动。

4. 痛 所说"扎针痛"多是指刺皮时所产生的疼痛。本段所讨论的痛,是指进针后组织深部所产生的痛感而言。这种痛感有时在局部,有时传到远端。如果能避免产生疼痛那当然是理想的了。在不能避免的情况下,能迅速把这种疼痛改变过来,也是必要的。这种疼痛感产生于局部时,只要稍微动转针尖就可以改变过来。怎么样改变针尖的位置? 在方法上是要考虑的,因为针下有了痛觉,局部往往出现紧张状态,此时提或捻转反而易于增加疼痛。一般可不提针,只将示指、中指放在针柄之一边,两指之间要有一指的间距,拇指放在另一边对准示、中两指之间隙处,以此三指固定住针体,拇指向中指方向,中指、示指向拇指方向压二三次即可改变过来，或用指轻弹针柄亦可起到相同作用。实在解决不了，就只好提针"豆许"或将针完全提出。

5. 触电样针感　这种针感对患者来说，是很不舒适的。它往往是以迅雷不及掩耳之势放散到远端，多在四肢大穴上出现。有时因肢体的抽搐，容易引起弯针折针。一般说是应当避免这种针感的，即使为了催气至病所，也应当在强度上予以控制。用力过强，大提大插，都易于产生触电样针感。为了避免出现触电样针感，在临床上应注意以下几点：① 反应敏锐者应格外注意。② 在四肢某些大穴上行针要小心。③ 提插幅度要小些，不要将针盲目乱捣。④ 在四肢大穴上行针时，应用押手固定好穴位，以免因生触电感引起肌肉抽搐而致弯针和折针。

6. 水波样针感　这种针感是很舒适的。它多在四肢大穴上出现，它的基础针感是麻。施术时抓住产生麻后的瞬间，将右手示、中两指靠在针柄的一边，用右手拇指爪甲，从对侧缓缓地上下刮动针柄。上述操作的同时，还要依据基础针感的不同一边刮针一边上下捣动针，这种捣动针的幅度应当是很小的，在外观上不应该看出来术者在明显地捣针，此时多可有麻的针感沿一定方位向远端不断地推去，柔和而又均匀的刺激一个接一个作用到穴位上，如后浪催前浪一样，针感也是不断出现而又不断逸去，故名之为水波样针感。

关于针感分群的问题，浦蕴星认为，如果把上边单型针感从操作特点上加以比较的话，可以分成以下两群。

(1) 甲群：沉重、胀、酸、热。

(2) 乙群：痒、蚁走、水波样、麻、凉、触电。

"痛"似乎是介于两群之间，与甲群结合一起时，多为局部性疼痛，与乙群结合时，则多为传导性疼痛。

从以上可以看出：针刺后多出现麻。直接出现"胀""酸"的针感要少些。虽然"胀""酸"是热的基础针感，但为了先使气至病所，也往往要先使之出现麻感，气至病所后，再按上述方法改变麻为胀，进而成酸。

出现麻后，由于加之力强弱不同可递次出现如下情况：用力强时触电样，用力弱时水波样，用力更弱些蚁行样。关于针感的传导方位，张氏认为：针刺后一般都要产生一定的针感，这种针感达到一定强度后，就要沿着一定的方位传向远端，这种现象有的称之为循经感传。而这种现象有的在一般行针时即可出现，如针足三里时可以传到踝附近。有时经过特殊操作又可使这种针感传到另外的方位上去,如针足三里时又可控制针感,使其上传到侧腹部。

全身所有腧穴都能产生不同性质的针感,其中除末梢腧穴外,大多数均可传向一定方位。一般说术者手技越娴熟,针感出现率就愈高,传得也就愈远。手法不熟练则出现向远方传去的针感就少,即使能够传也不会传得很远。

二、浦蕴星治疗慢性湿疹的临床经验

湿疹是一种由多种内外因素引起的过敏性炎症性皮肤病。以多形性皮损,对称分布,易于渗出,自觉瘙痒,反复发作和慢性化为临床特征。本病男女老幼皆可罹患,而以先天禀赋不耐者为多。一般可分为急性、亚急性、慢性三类。

中医学称湿疹为"湿疮",但中医古代文献并无湿疮之名,一般依据其发病部位、皮损特点而有不同的名称,若浸淫遍体,滋水较多者,称浸淫疮;以丘疹为主者,称血风疮或栗疮;发于耳部者,称旋耳疮;发于乳头者,称乳头风;发于手部者,称病疮;发于脐部者,称脐疮;发于阴囊者,称肾囊风或绣球风;发于四肢弯曲部者,称四弯风;发于婴儿者,称奶癣或胎症疮。

【病因病机】 该病总因禀赋不耐,风、湿、热阻于肌肤所致。或因饮食不节,过食辛辣鱼腥动风之品,或嗜酒伤及脾胃,脾失健运,致湿热内生;又外感风湿热邪,内外合邪,两相搏结,浸淫肌肤发为本病。或因素体虚弱,脾为湿困,肌肤失养;或因湿热蕴久,耗伤阴血,化燥生风而致血虚风燥,肌肤甲错,发为本病。

【分类与诊断】 根据病程和皮损特点,一般分为急性、亚急性、慢性三类。

1. 急性湿疮 起病较快,常对称发生,可发于身体的任何一个部位,亦可泛发于全身,但以面部的前额、眼皮、颊部、耳部、口唇周围等处多见。初起皮肤潮红、肿胀、瘙痒,继而在潮红、肿胀部位或其周围的皮肤上,出现丘疹、丘疱疹、水疱。皮损群集或密集成片,形态大小不一,边界不清。常因搔抓而水疱破裂,形成糜烂、流滋、结痂。自觉瘙痒,轻者微痒,重者剧烈瘙痒呈间歇性或阵发性发作,常在夜间增剧,影响睡眠。皮损广泛者,可有发热,大便秘结,小便短赤等全身症状。

2. 亚急性湿疮 多由急性湿疮迁延而来,急性期的红肿、水疱减轻,流滋减少,但仍有红斑、丘疹、脱屑。自觉瘙痒,或轻或重,一般无全身不适。

3. 慢性湿疮 多由急性、亚急性湿疮反复发作而来,也可起病即为慢性湿疮,其表现为患部皮肤增厚,表面粗糙,皮纹显著或有苔藓样变,触之较硬,暗红或紫褐色,常伴有少量抓痕、血痂、鳞屑及色素沉着,间有糜烂、流滋。自觉瘙痒剧烈,尤以夜间、情绪紧张、食辛辣鱼腥动风之品时为甚。若发生在掌跖、关节部的易发生皲裂,引起疼痛。病程较长,数月至数年不等,常伴有头昏乏力、腰酸肢软等全身症状。

根据湿疹总因禀赋不耐,风、湿、热阻于肌肤所致,浦蕴星采用针灸治疗时,往往要结合皮肤针进行叩刺,对顽固性湿疹均有显著的疗效。皮肤针叩刺时必须以皮损边缘逐渐向中心移动,在苔藓鳞屑处反复叩刺微出血,并以皮肤针尖斜面轻轻刮去鳞屑,以渗出之血均匀涂在皮损部,并且叩刺后在皮损部位进行围刺。

浦蕴星在选用体针治疗湿疹时,往往从心、肺、脾三脏入手。因慢性湿疹患者往往伴有瘙痒,甚至影响睡眠,可以加用双侧大陵,针刺泻法。《内经》云:"诸痛痒疮,皆属于心。"此外,瘙痒一症多因风邪引起,风湿、风热等均可诱发,可以选取风门、肺俞、膈俞、脾俞、胃俞等。风门穴具有祛风散邪,宣肺固表作用。《类经图翼》:"此穴能泻一身热气,常灸之,永无痈疽疮疥等患。"因肺主皮毛,故取肺俞。脾俞、胃俞具有健脾利湿,和胃益气作用。

若属于慢性湿疹,则因久病入络,故取膈俞,膈俞为八会穴之"血会",具有活血和血作用,且"治风先治血,血行风自灭",通过活血和血,有助于祛除风邪。

此外还可选取足三里、三阴交、阴陵泉、中脘、天枢等穴。其中足三里具有和胃降逆,健脾化痰,补益正气作用。三阴交具有健脾利湿,滋补肝肾作用,主治湿疹、水肿等。阴陵泉具有健脾利湿,消肿止痛作用。中脘、天枢具有健脾和胃,疏理中焦,升清降浊作用。

若热盛者,可取曲池、支沟、血海等。曲池疏经通络、散风止痒、清热消肿,主治疮疥、瘾疹。《马丹阳天星十二穴治杂病歌》记载曲池:"遍身风癣癫,针着即时瘳。"支沟属于手少阳三焦经穴位,三焦主通调水道,故支沟有良好的利湿作用,且热随湿去,因此,具有清热利湿功效。血海调经统血,祛风止痒。《内经图翼》记载血海穴:"先补后泻,又主肾脏风,两腿疮痒湿不可当。"《胜玉歌》则记载:"热疮臁内年年发,血海寻来可治之。"若体虚者,还可以取气海、关元穴,培补元气、益气温阳。

在预防与调摄方面:一是急性者忌用热水烫洗和肥皂等刺激物洗涤。二是不论急性、慢性,均应避免搔抓,并忌食辛辣、鸡鸭、牛羊肉、鱼腥海鲜等发物。三是饮食上还应该忌酒,因饮酒易生湿热,导致湿疹复发或加重。

三、浦蕴星谈穴位性能与针刺手法

浦蕴星诊疗案例回忆:某失眠患者,第一次就诊时间为下午 4 时左右,辨证确立针灸处方及针刺手法方案后进行针刺治疗,当日晚上患者睡眠得到明显改善。第二日复诊是上午 8 时左右,采用了原方原法,夜间患者再度出现失眠。之后对此案例进行了分析,导致第二次治疗无效的原因为:对于这个患者在不同的就诊时间没有适时调整针灸治疗方案,患者第一次就诊是接近夜间睡眠时段,故在针刺后取得了明显疗效,而第二次就诊为上午,此时仍旧原方原法针刺,针刺后患者在治疗中便进入睡眠状态,这便导致此次治疗无效的结果。后浦蕴星经过多年针灸临床观察总结得出:"临床诊治,不但要辨证论治还要辨时间论治。同一病症要根据不同时间选取不同针灸治疗方案;同一病例,不能初诊见效,复诊时仍原方原法而不辨时间;诊治时需因人、因证、因时来择方、择法。"

浦蕴星对此次案例解析总结如下穴位性能与针刺手法的心得。

1. **穴位性能** 针刺疗法是针刺与穴位相互作用的结果,针刺穴位对机体的影响是多方面的。

(1)整体性:针灸一个穴位可以对全身产生治疗影响。

(2)多样性:① 针刺一个穴位,可影响多个器官的功能。② 针刺多个穴位,对同一个器官的功能都有影响。③ 针刺同一穴位,在不同的条件下,对某一器官功能的影响不是绝对的。

(3)双相性:针刺对机体有一种良性的双向调整作用。其影响主要决定于针刺的功能状态。

(4)特异性:针刺某个穴位,可以对机体产生特殊影响。

(5)层次性:某些穴位随着针刺深浅度的不同,其针感和适应证也就各异。

(6)方向性:某些穴位随着针刺方向的不同,针感和适应证也就各异。

2. **针刺技巧**

(1)取穴要点:① 穴位在精不在多。② 穴位是面不是点。③ 宁可错穴不错经。④ 远近配穴相结合。⑤ 不断寻找有效穴。

(2)手法要点:① 知为针者信其左。② 强调押手按压的作用。③ 针刺以得气为先,包括感觉效应和运动效应。④ 要讲究补泻手法,其量化取决于针刺刺激的强度、幅度、频率和持续时间。⑤ 深刺浅刺相结合,有刺皮、刺脉、刺肌、刺筋和刺骨之别。

四、浦蕴星谈祛瘀生新法治疗神经性皮炎

神经性皮炎又称"顽癣"。祛瘀生新法是采用皮肤针叩刺及艾灸法治疗,疗效良好,奏效迅速,远期的疗效稳定.治疗步骤为,先以皮肤针叩刺患部,从皮损边缘向中心叩刺,以微出血为度;然后取直径 3～4 cm 的清艾条点燃后熏灸患处,以周缘皮肤潮红为度。对因奇痒影响睡眠者加用双侧大陵,针刺泻法。由精神因素诱发者用耳穴埋丸法取神门、心、肺、脾穴,以安神镇静定志。每日治疗 1次,6 次为 1 个疗程,间歇 1 日,再作第二个疗程,痊愈后再艾灸 1 个月以巩固疗效。本法与常法不同,源于中医学认为本病初起多因风湿之邪阻滞肌肤,经久则化热,亦可因素体血虚肝旺,情志紧张不安,耗伤阴液,营血不足,皮肤失于濡养而病。故应用皮肤针叩刺患部以及艾条熏灸二法并用,起到温通活血,祛瘀生新,使局部血循环改善,则皮肤得以新生。皮肤针叩刺时必须以皮损边缘逐渐向中心移动,在苔藓鳞屑处反复叩刺微出血,并以皮肤针尖斜面轻轻刮去鳞屑,以渗出之血均匀涂在皮损部。在艾条熏灸时亦从周边渐渐环旋向中心,对苔藓较粗糙厚处,以雀啄灸反复熏灸,艾灸时间可以按皮损范围大小、厚度而定,从20～50 min 不等。奇痒不能忍者可每日治疗 2 次,待痒减轻后换每日 1 次。本法奏效迅速,一般病情均在首次治疗当日瘙痒就有不同程度减轻,3～5 次皮损部开始软化,10 次后皮肤颜色与周围正常肤色逐渐相似。在取得近期痊愈后为巩固疗效,继续艾灸 1 个月,或可嘱患者自灸。本法与单纯针刺治疗的有效率尤其是显效率高,复发率低,值得临床研究运用。

五、单用针刺治疗"丹毒"

"丹毒"为链球菌感染皮肤病,好发于面部与小腿,发作时伴有患处灼热疼痛、发热、头痛等全身症状。临床治疗多以应用抗生素药物为主。浦蕴星在"丹毒"发作期单纯应用针刺治疗,取得了显著的疗效。取穴分部辨经辨证,下肢部感染主穴取地机、血海、三阴交、丰隆、行间(均患侧),辅穴为阴陵泉、商丘、蠡沟、足三里(均患侧);头面部感染取风池、翳风、合谷、四白、头维。每次治疗在主、辅穴中选用 3～5 穴。刺法为得气后用捻转、提插结合疾徐泻法,留针 20～30 min,

留针期间每隔 10 min 间歇运针 1 次,出针时摇大其孔,不闭其穴。对皮损范围大、红肿热痛激烈、热毒鸱张且患者体质较好、针刺耐受力尚可者,可选用 3～5 寸长针进针循经向红肿区,或阴阳表里经行斜刺透穴法,如地机透丰隆,三阴交透蠡沟,血海透箕门。疗程每日 1～2 次,对症状、体征严重者,每日 3 次,待红肿热痛及全部症状明显减退后,每日针刺 1 次。局部皮肤红肿热痛明显者,患部用三棱针点刺或皮肤针叩刺出血,辅于拔罐疗法每日 1 次,连用 3 次,局部有溃疡者忌用本法。

浦蕴星认为本病由内有火毒凝聚,湿热邪毒侵入组织而发,血海穴泻血分之热,配三阴交、阴陵泉、商丘利尿泻湿热之邪,急泻足太阴脾经之郄穴地机,更可阻遏病邪鸱张之势。行间系足厥阴肝经荥穴,泻之奏清解热毒化湿的功能。再取足阳明胃络丰隆,胃合穴足三里,加强与足太阴表里二经协同作用。通阻滞之经气,泻胃火而行化水湿之功效。翳风为手足少阳之会穴,合谷手阳明之原穴,配合头维、四白,可宣通少阳、阳明经气,疏泄少阳、阳明之邪热,二经之壅滞得以宣通而收效。本病属实热证,针刺泻法得气后大幅度捻转待沉紧感后做反复提拉,出针摇大其孔,不闭针穴,以利水湿血热疏泄。患部刺血拔罐,以泻除苑陈的湿热毒邪,从速疏通患部经气及壅滞之气血,为奚永江"化瘀推崇刺络"学术思想的应用。斜刺透穴法可减少针刺穴位,缩短病程,提高疗效。本法急性发作期能迅速控制和缓解症状,获得痊愈,临床症状和体征及实验室指标均在 2～5 日内基本消除恢复正常。对应用抗生素后患肢肿痛不消,瘀结不散者,针刺后亦能明显减轻,疗效尤为显著。丹毒容易反复发作,常常导致患肢肿胀不消,形成"橡皮腿",可在"丹毒"好发季节,每隔 1～2 周针刺 1 次,可提高机体抗病能力,减少或避免复发的机会。

六、浦蕴星针灸治疗急腹症经验

浦蕴星在数十年临床治疗中,应用针灸一法治疗众多急性病症,颇具心得,尤其是华佗夹脊穴在治疗急腹症时的应用,开拓在急诊治疗中的针灸疗法。以下内容为浦蕴星总结。

1. 急性单纯性阑尾炎　急性单纯性阑尾炎属于中医学"肠痈"范畴,多属湿热内蕴,肠道运化失常而导致气血凝滞、瘀滞热积不散,化而为痈。针刺治疗宜行气活血、清化大肠湿热为法则。按"合治内腑"原则,取阳明经合穴及腹部穴,远近相结合。基本方为双侧上巨虚、右侧外陵;配用穴右大巨、阑尾穴。针刺手法上巨虚捻转提插泻法,外陵穴捻转泻法,运针 1~3 min,留针 30~40 min。每隔 10 min 按上法间歇运针 1 次。一般每日针治 1~2 次,如腹痛加剧、高热、临床体征明显,实验室检查白细胞计数超过 $15×10^9$/L 以上者,每日治疗可 3~4 次,待症状缓解后,再继续治疗 3 次,以巩固疗效,减少复发率。

2. 急性胆囊炎、胆绞痛　急性胆囊炎、胆绞痛为外科常见急腹症之一,女性较多见。根据其临床表现与中医学"胁痛""结胸症"等相近似。故精神因素、寒温不适、过食油腻或虫积等,均可使气血郁积于胆腑、湿热瘀结在中焦,影响肝的疏泄和胆的中清通降。主要病理变化为肝胆瘀滞、湿热蕴结,治以疏肝利胆、清热通腑为主。取穴为患侧 T_9~T_{11} 华佗夹脊、期门、日月、阳陵泉,备用穴为右梁丘、中脘、支沟。先针刺华佗夹脊穴,捻转泻法,要求针刺感应向同侧胁腹扩散,持续运针 1~3 min,留针 20 min,间歇运针 2 次。起针后,疼痛减轻,可忍受,再取右侧日月、期门、阳陵泉 3 穴,日月、期门穴取 3 寸长针,针进皮后针尖沿肋间向内上方横刺缓慢进针,然后大幅度单向捻转 360~720°,待针感沉紧后再捻转提插,接电针 30 min,脉冲电,连续波,输出电流以患者耐受为度。再予耳穴埋治,取胆、交感、肠、胃、神门穴。根据病情轻重,每日针治 2~3 次。

3. 急性胰腺炎　急性胰腺炎多因饮食不节或外感风寒、湿邪或情志不畅,肝胆气逆犯胃,导致肝、胆、脾胃功能紊乱,气机升降失司,清升浊降障碍,气滞壅塞、瘀凝不通、郁久化热、湿热阻于中焦而病。

初期或轻症以疏肝理气、清热通便为主,重者则着重于清化脾胃湿热为主。取穴胰俞、肝俞、胆俞、中脘、天枢、下巨虚、内关、公孙;湿热证者加取脾俞、三焦俞、至阳、商丘;备用穴阳陵泉、太冲、足三里。针刺先取双侧胰俞、肝俞、胆俞,捻转泻法,并行 360°单向捻转,针感较强烈酸胀,并有向胁肋放射,内脏有感为度,运针 1~3 min,留针 20 min,其间间歇运针 2 次退针,再取中脘、天枢、下巨虚、内关、公孙,捻转泻法,留针 30~60 min,间歇运针,或下巨虚电针,脉冲电,疏密波。每日 2~3 次治疗。连续治疗至症状缓解,病情控制,治疗次数减少为每日 1 次,巩固疗效。

4. 急性肾绞痛　肾绞痛多因泌尿结石引起。本病在中医属"石淋""砂淋"范畴。结石的形成与水液代谢、与肝、胆、肾三脏密切相关。在急性绞痛发作时,多为气机失调、湿热结聚、下焦失其通利、气滞血瘀。治以清利下焦湿热、行气通淋为主。肾与输尿管上段结石,主穴为志室、大横、京门、筑宾,备用穴取肾俞、三焦俞、阿是穴、委阳;输尿管中下段及膀胱结石,主穴水道、中极、膀胱俞、筑宾,备用穴腹结、阿是穴、阴陵泉。每次选取 4～5 穴,得气后捻转泻法,每穴捻针 0.5～1 min,留针 30 min。每隔 5 min 运针 1 次。待绞痛减轻,间隔 10 min 运针 1 次,疼痛停止后再留针 10 min。浦蕴星总结治疗 16 例急性肾绞痛输尿管结石,经针刺后绞痛均停止,其中 14 例经 1 次针刺治疗后停止,2 次者 2 例。14 例中在针刺后 5～20 min 停止绞痛者 11 例;21～30 min 停止者 3 例。

针刺治疗急腹症以腹背部配穴为主,腹部取穴结合压痛点,而腹部压痛往往为内腑病灶在体表相应区域。如急性单纯性阑尾炎时,麦氏点压痛相当于大肠募天枢穴下 1～2 寸的外陵或大巨穴,故不拘泥于募穴,舍之而取外陵。后背区是脏腑疼痛的释放点,背部取穴则以相应华佗夹脊穴为主。华佗夹脊穴近督脉,督脉主一身之阳,为生命活动的基础。又华佗夹脊穴区处于脊髓神经发出的部位,从现代医学分析脊神经对内脏的影响,如 T_1～T_5 节段对心脏的影响,T_7～T_9 节段影响食管、肝胆胰脾肾胃。因此,某一段夹脊穴能治疗相应部位脏腑的疾患,尤其是急腹症疼痛,选胸段相应夹脊穴治疗相应脏腑急病,能从速清热消炎、理气解痉止痛。临床实践证明,夹脊穴治疗范围广泛,其中治疗脏腑病症尤对消化系统疾患效果更佳。

治疗急腹症必须从速控制,缓解病情。重要环节在于选择恰当的针刺手法与足够的针刺刺激剂量。手法操作持续时间及每次治疗的间距时间多久为最适宜时间?古《甲乙经》提到某一日在施行手法时可用一呼一吸或两呼两吸。大量临床实践及实训证明,上述量学规定是不能达到理想治疗作用的。浦蕴星在治疗上述几种急腹症时,改为手法的持续时间以 3 min 为最佳治疗参数。治疗作用的持续时间又决定着每次针刺治疗的间隔时间。由于病种病情不一,选穴、操作亦因情况而异。浦蕴星在针刺治疗急腹症时观察到的治疗作用持续 4～6 h,因此提示每日治疗次数 3～4 次疗效最佳。可迅速控制病情及炎症的发展,短时间内缓解疼痛等症。

浦蕴星总结治疗 40 例急腹症患者,观察到有一部分患者在针刺治疗后自觉症状改善,但体温及实验室检查白细胞计数、分类等尚未呈下降趋势或稍有上升,此时应检查其他主要体征,如是否腹软,麦氏点、墨菲征压痛程度是否减轻,相关经络穴位触诊压痛点有无改善。如这些主要体征改善,仍考虑继续针刺治疗,同时密切观察病情变化。典型病例如下。某男性,1978 年 6 月 6 日上午 10 点初诊。患者自急诊外科"急性单纯性阑尾炎"转来针灸外宾教学门诊。就诊时腹痛剧烈,麦氏点压痛(＋＋＋＋)、反跳痛(±),体温 37.7℃。白细胞计数 16× 10^9/L,中性粒细胞百分率 90％,针刺治疗后留院观察,未用抗生素类药物。下午 2 点自觉症状减轻,体温 38.4℃,白细胞计数 19.9×10^9/L,中性粒细胞百分率 91％;查体腹软,麦氏点压痛、反跳痛均减轻,与外科会诊后决定继续针刺治疗观察。下午 5 点,患者自觉症状、体征、实验室检查等均呈下降趋势,体温 38℃,白细胞计数 15×10^9/L,中性粒细胞百分率 80％,针刺治疗 1 次。晚上 9 点查房,症状持续好转,针刺治疗 1 次。次日上午 9 点复诊,患者诉一夜安睡,腹痛除,大便一行,成形软便,麦氏点压痛(±),体温 36.5℃,白细胞计数 7.2×10^9/L,中性粒细胞百分率 65％。继续针刺治疗 3 次,每日 1 次,以巩固疗效,以防复发。

七、浦蕴星谈督脉

督脉循行分布部位为阳。经络的循行分布与人体阴阳之气息息相关。《素问·太阴阳明论篇》有"故阴气从足上行至头,而下行循臂至指端;阳气从手上行至头,而下行至足"的记载,提示阴气按阴经循行,阳气按阳经循行。而督脉的循行分布,从"督脉者,起于少腹以下骨中央……至少阴与巨阳中络者,合少阴上股内后廉,贯脊属肾,与太阳起于目内眦,上额交巅上,入络脑,还出别下项,循肩内,侠脊抵腰中,入循膂络肾……"的记载可以看出,主要分布在背与头面部,在人体的阴阳划分中,上部和背部均为阳分。《素问·阴阳应象大论篇》中说"阳者,其精并与上",可看出督脉的循行与阳气的灌注有着密切联系,且六阳经均循行于上与督脉相交,更加深了督脉与阳气的联系。

督脉与各脏腑均有联系。《人镜经》明确指出:"其脊中生髓,上至于脑,下至尾骶,其两旁附肋骨,每节两向皆有细络一道,内连腹中,与心肺系,五脏通"。另外,手足三阳经以及足少阴肾经、阳维脉均与督脉相交,故督脉可通过经络联系调节脏腑。《素问·骨空论篇》曰"督脉者,起于少腹……其络循阴器,合篡间,绕篡后……与巨阳中络者合",而且督脉络脉长强循行"别走太阳",由此看出,督脉与膀胱经的循行有相交重合的地方,而且膀胱经背俞穴分布于督脉两侧,故督脉能够直接影响背俞,进而联系脏腑。张志聪《灵枢集注·背俞》也有"五脏之俞,本于太阳,而应于督脉"之说。有人认为"督脉"位于脊骨空里,系总督全身之脉,它上通于脑,内连脏腑经络,外络肢节经络,是经络系统的总枢纽。所以,各脏腑的阳气功能亦可由督脉来调节。其中,督脉与肾关系尤其密切。督脉循行"合少阴上股内后廉,贯脊属肾……入循膂络肾",与肾在部位上联系紧密。肾精充足,督脉盈盛而不空虚,始能输精于上,布达于周,发挥各自的生理功能。反之,督脉功能正常,脉气调和,肾主骨生髓功能旺盛,脏腑功能活跃,气血充足,身体方得以濡养强壮。

督脉的功能特性体现阳气功能。《灵枢·营气》指出"营气之道,内谷为宝。谷入于胃……其支别者,上额循巅下之项中,循脊入髓,是督脉也"。督脉是营气运行的道路,对十二经脉气血具有蓄积和调节的作用。后世医家更从"阳脉之海……周流与诸阳之分"指出督脉为阳经之总纲,总督一身阳经、调节全身阳气,从而达到疏通阳经气血,调理阳气的消长转化,进而发挥脏腑气化作用。

八、浦蕴星关于四关穴的应用

"四关穴,即两合谷、两太冲是也。"首见于《针灸大成》,是临床常用的对穴之一。四关穴应用由来已久,在古典医籍中就有不少记载,如《标幽赋》中写道:"寒热痹痛,开四关而已之。"《席弘赋》载:"手连肩背痛难忍,合谷进针要太冲。"《杂病穴位歌》载:"鼻塞鼻痔及鼻渊,合谷太冲随手取。"

1. 调和气血,散行有度 合谷为手阳明经之原穴,阳明多气多血,故合谷可调理气血。太冲为足厥阴经之原穴,能治疗肝之疾患。肝藏血而主疏泄,调畅一身之气机,故太冲除调血外,调气之功更被重视。两穴合用,则促使气血运行顺畅调和。四关可谓气化功能之关键,气血通行之要塞,以应"气行则血行,气滞则血瘀""气为血之帅,血为气之母"。所以,四关穴对脏腑气血功能失调之诸疾如妇科疾病等均有明显的调治效应。总之,合谷与太冲是一阴一阳、一气一血的配伍,合谷调气中之血,太冲理血中之气。对于不同的疾病再配以相应的腧穴,共同完成调理脏腑、通达气血等功效。

2. 上下相伍,协调阴阳 合谷穴在手背第一、第二掌骨间,太冲穴在足背第一、第二趾骨间。一上一下,均位于四肢歧骨之间,部位具有相似性,分别代表两肘两膝。合谷属手阳明大肠经,阳明经为多气多血之乡,关乎十二经气血的盛变,针此穴能通过调阳明进而调全身偏盛之阳;太冲穴名有要冲之意,指此处气血冲盛,针此穴能调亢盛的肝阳。由此,四关穴上疏下导,整体与局部并重,通过泻偏胜之阳而使体内阴阳平衡和协调。

3. 升降相合,通调经络　合谷为大肠经原穴,大肠与肺相表里,肺属金;太冲属肝经原穴,肝属木。肺金得肝木之疏泄则宣降有度,肝木得肺金之布散则柔和条达。两者升降协调,相互依赖,相互制约,从而使阻塞之经络得以疏通。

综上所述,四关穴为临床证治之要穴,其主治广泛,功效卓著,临证中可以根据合谷与太冲一气一血,一升一降,一阴一阳,相互依赖,相互制约,相互为用,升降协调,阴阳顺接,有行气活血、平肝息风、镇惊安神、祛风止痛之功,对临床多种疾病辨证治疗可收到满意效果。

九、背部督脉浅刺法治疗痹证

《素问·痹论篇》指出:"风寒湿三气杂至,合而为痹。"临床表现是以关节及其周围筋肉酸楚、疼痛或麻木、重着,并活动不利为主要临床表现的一类疾病。浦蕴星认为,痹证病因多种多样,非单一因素引起,除与我们熟知的风、寒、湿邪有关之外,还与先天禀赋、年龄、情志、饮食、外伤及生活各方面息息相关。各种病因通过多种途径最终导致全身或局部经络气血闭阻不通或气血不足,不通则痛、不荣则痛乃痹证病机关键。风、寒、湿、热、瘀、痰及虚相互夹杂乃病机主要特点。由于痹证发病多内外合邪,病程迁延,常既有不通又有不荣,故治疗应通补合用,通而不伤正,补而不滞邪。

背部浅刺又可称为"皮部刺法",其理论基础起源于经络结构。两条经脉之间带状分布的皮腠部分为皮部,是经络系统中最表浅的部分。《素问·皮部论篇》载"皮者,脉之部也""凡十二经络脉者,皮之部也"。皮部外属肌腠、皮肤,内连脏腑,疾病由此传至经络脏腑,反之脏腑经络病变亦能反映到皮部。所以皮部主病不能单纯理解为皮肤病、表浅病,还可反映本经病。因此可以用来治疗痹证。

浦蕴星认为,针灸治病意在调整,痹证以经络阻痹、不通则痛及气血不足、不荣则痛为临床辨证之常见。但是临床四诊合参,多见虚实夹杂、本虚标实之证。中医认为正气存内邪不可干,故多取背部督脉、膀胱经,通行一身之阳气。督脉总行一身之阳,膀胱经通调脏腑、通行阳气而达于百脉。故两经相合,结合"生阳"与"通阳"于一身,使正气得复。再根据患者症状位置的经络所属选经、取穴,行多穴位速刺,达到引经气、通经络、驱邪气的作用。刺法简单实用,疗效确切,为痹证治疗提出了一种新的针法思路。

十、背俞夹脊穴触诊的意义

背俞夹脊穴是五脏六腑之气输注于背部的一些特定穴位,是体表与内脏相联系的部位。《灵枢·背腧》曰:"肺俞在三焦之间,心俞在五焦之间……肝俞在九焦之间……皆挟脊相去三寸所。"此处言焦即椎之义。脏腑的俞穴都分布在背部足太阳膀胱经上,是督脉之气通于足太阳膀胱经并注于内脏的部位。从广义上来说,脏腑俞穴不仅包括足太阳膀胱经第一、第二侧线各穴,也包括相同水平正中脊椎棘突下的督脉各穴和两旁的夹脊穴。脏腑的生理功能和病理变化将通过这些背俞夹脊穴的联系而沟通的,与人体五官九窍、皮肉、筋骨、四肢百骸也有着密切的联系。

当人体患病时,其病理信息必然在背俞夹脊穴上有反映。正如《丹溪心法》所说:"有诸内,必形诸外。"背俞夹脊穴触诊方法是,以指腹在患者背部脊柱棘突两侧,背部正中线旁开约五分处触摸,由上到下,轻轻滑动,检查异常变化(包括压痛、结节及形状变化等)进行综合分析而确诊。压痛点就压揉其处有酸、麻、胀、奇痛感,不刺激则无此类自觉症状。变形物是皮下有成点、成条、成块的变形反映。大体说来,压痛点未必有变形物而变形物一般都有压痛,这些异常变化既是诊断的重要部位,又是治疗的重点所在。压痛点和变形物的逐渐消除,疾病也逐渐痊愈。

十一、浦蕴星治疗妇科疾病用穴的"重点"与"全面"

跟随浦蕴星临诊观摩了浦蕴星治疗妇科病症,有经闭、不孕症、带下病(盆腔炎)、崩漏(子宫肌瘤)、月经不调、痛经等。浦蕴星在治疗妇科疾病上传授取方用穴"重点"与"全面"的辨证思想,述录如下。

所谓"全面",可从三方面谈开。一言妇科疾病以"胞宫"为体,"胞脉"为系,位于少腹,连于腰骶,有任脉、督脉、冲脉、带脉、阴维脉、足少阴肾经、足厥阴肝经、足太阴脾经、足太阳膀胱经等多条与之发生"所主""所起""所系""所过"的经络,联系面广。二言妇科疾患病因多样,可因肾虚、肝郁、血枯、血瘀、气虚、气滞、寒凝、血热、痰湿、津亏等,由此病机复杂,涉及面广。三言妇科疾病辨证施治、处方用穴选择范围亦广,腹部脐下穴位、腰骶部穴位、足三阴经膝上下穴位均可辨证取用,如任脉之神阙、气海、关元、中极穴,肾经之大赫、气穴、肓俞,脾经之冲门、府舍、腹结;督脉之命门、腰阳关,膀胱经穴之肾俞、气海俞、大肠俞、关元俞、小肠俞、膀胱俞、次髎,带脉之带脉穴,经外奇穴之脐中四边、子宫穴、十七椎、腰眼;足三阴膝上下穴之三阴交、太溪、阴陵泉、血海、复溜、照海等,组成了妇科疾患可选穴位的庞大阵列。浦蕴星每次治疗腹部背部穴位均取用,一般先针腹面穴位,后针背面穴位,腹背各用针 10 根左右。

然而,浦蕴星临床诊治妇科疾病并不因"全面"广而失去重"重点","点""面"结合,关键是"点"。其一,处方配穴有"重点",中极、关元,肓俞、脐中四边、命门、十七椎、肾俞、气海俞、次髎、关元俞为主穴,一般每次取 1～3 个。其二,主穴针刺运用手法时间长,一般持续 1～3 min,体现主穴之"作用点"。其三,随症加减显"亮点",忧思较重,睡眠欠佳取承浆、印堂、神门,舌苔白腻取丰隆、中脘、水分,肝郁火旺取太冲、行间,五心烦热取太溪、复溜等。

浦蕴星治疗妇科疾病取穴精,针刺手法操作时间长,一般一面穴位操作时间总费时 8～12 min,"全面"周全,"重点"突出,相得益彰。

十二、浦蕴星治疗继发性闭经临床经验

继发性闭经是妇科常见病症,是指以往已建立月经周期,但因某种病理性原因而月经停止持续时间相当于既往 3 个月经周期及以上的总时间或月经停止 6 个月者。发病率占闭经的 95%。中医学称之为"经闭""女子不月""月事不来"等。西医对于本病多采用外源性激素替代疗法,但关于性激素使用的益处与风险仍存在争议,令不少临床医师及患者对其使用心存疑虑。浦蕴星擅长运用针灸治疗由内分泌功能紊乱所致继发性Ⅰ度闭经,现总结如下。

中医认为本病病因无外乎虚实两端:虚者主要是经血生成障碍导致胞宫胞脉空虚,无血可下;实者多为胞宫胞脉壅塞导致经血运行受阻,或经闭不通,或气血郁滞,而临床多表现为虚实错杂之证。此外,本病与奇经冲、任、督功能的正常与否密切相关。《素问·上古天真论篇》"女子七岁,肾气盛,齿更发长,二七而天癸至,任脉通,太冲脉盛,月事以时下",任、督、冲三脉"一源三歧",因此任脉通,冲脉盛,督脉健亦是月经周而复始的必要环节。

浦蕴星认为,治疗本病当发挥针灸通调经络、调补气血之优势,以通补兼施。其中运用奇经辨证,处方配穴,选择恰当的针刺手法,是治疗本病取得良好效果的重要环节。

虚证：因冲、任、督三脉不足，气血虚亏，脉络失养所致，临床症见经闭不孕，头目眩晕，健忘，形寒，肢倦，腰膝酸软，带下淋漓清稀，舌淡或胖边有齿痕，脉细或细软无力者，予基本方：中极、十七椎下、公孙、次髎，加关元、气穴、百会、命门、肝俞、志室、肓俞、复溜、气门穴。每次选取 6～8 穴，关元、气穴进针得气后缓慢由浅入深，行针 1～3 min，待有温热感，或加用温灸 1～3 壮；骶部穴得气后行雀啄法，待其酸麻感得以扩散；余穴辨证应用捻转、提插、疾徐补泻法。

实证：因素体虚亏，邪侵冲任，气血瘀阻，脉络失宣所致，临床除外虚证表现，尚夹杂有乳房、少腹胀痛，或瘕聚，易烦躁，肥胖，舌胖苔腻，脉细或细弦者，予基本方（同上），加中脘、大赫、子宫、腰俞、肝俞、脾俞、蠡沟、三阴交。每次选取 6～8 穴，背部腧穴浅刺捻转补法；骶部穴得气后行雀啄法，待其酸麻感得以扩散；余穴辨证应用捻转、提插、疾徐补泻法。

以上疗法均隔日治疗 1 次，3 个月为 1 个疗程，月经来潮时停止治疗，待经净后继续针刺。一般治疗 1 个疗程，个别病例治疗 1 个疗程以上。浦蕴星本法用于治疗 I 度闭经患者 30 例，临床疗效总有效率 90%，即受孕，或（和）月经来潮至少 1 个月经周期，或（和）B 超示有排卵，或（和）自测 BBT 不典型双相、双相者占 90%。

浦蕴星临床经验总结为两点：① 通补兼施：正如清代叶天士医案谓"奇经为病，通因一法为古圣贤之定律"，故临床应重视奇经八脉通法的运用。同时，由于临床之实证亦为本虚标实，虚中夹实，故针刺手法以补法为主，佐以通法。② 重视奇经与诸经交会穴，进而通调诸经：奇经八脉虽仅任、督两脉分布腧穴，其他六脉均无本经腧穴，然十二经脉四肢部均有穴通于奇经，且有的腧穴同属多条经脉，针刺这些穴位必然可间接联系到头身及相关脏腑，从而起到通调经脉、调理脏腑、补益气血之功。

十三、奚氏针灸治疗不孕症方案及浦蕴星临床经验

现代医学认为，排卵障碍是由下丘脑—垂体—卵巢轴（HPOA 轴）的内分泌功能失调所致。排卵功能障碍临床表现为月经稀发或闭经、不孕症、无排卵性月经、功能性子宫出血等多样症状。HPOA 轴的内分泌功能失调进一步还可产生性腺萎缩、肥胖及贫血等一系列并发症。

中医无"排卵障碍"病名。"月经先后无定期""闭经""崩漏""无子""全不产""断绪（断续）"等病与之相关。

中医的生殖理论与肾、天癸、冲任、胞宫功能相关。《素问·上古天真论篇》指出,肾气盛,天癸至,任脉通,太冲脉盛,月事以时下,故有子。是说女子生殖在于肾气盛、任脉通、太冲脉气盛、天癸至并按时行月事。排卵障碍发病机制主要由于肝肾不足,冲任失调,胞宫失养或肝郁气滞、痰瘀阻滞所致。

奚永江在《奚永江针灸临证验案》中叙述针灸治疗不孕症的经验方案如下。

常用穴:中极、归来、子宫、三阴交。备用穴:肝郁气滞加气海、血海、太冲;血瘀痰湿加丰隆、曲池;胞寒温灸神阙、子宫、阳关、命门。针灸法:先针三阴交,用导气法;继针中极、归来,虚补实泻手法;留针 20 min。灸用艾条温和灸,每穴 5 min。每月待月经干净后 5～7 日,间日针灸 1 次,共 3 次。3 个月为疗程观察期。耳针取穴:子宫、卵巢、肾上腺、内分泌、皮质下、神门、少腹。每月待月经干净后 5～7 日,每日 1 次,连续针刺 3 次。每次选 3 穴交替使用,用 0.5 寸毫针,轻捻转法,留针 15 min,或用磁珠贴压。奚永江在列举病案中还用少腹部的关元、大赫,下肢的公孙、足三里,背俞穴肝俞、脾俞、肾俞、膀胱俞。前后腹背穴位相配,平衡阴阳,固本培元。

浦蕴星发表的论文中,针灸治疗排卵障碍性不孕症促排卵方案是两组穴位。腹部穴组关元和(或)中极、大赫和(或)子宫、三阴交,背部穴组肾俞、肝俞、十七椎下、次髎、三阴交和(或)太溪。关元、中极均为任脉与足三阴交会穴,培补元气,调节气血。大赫为足少阴与冲脉的交会穴,调理冲任之气。肾俞、肝俞两穴可以补益肝肾,益精和血。三阴交为脾经穴,又为足之三阴经脉交会穴,可通调脾肝肾之气。太溪为足少阴经之原穴,有益肾滋阴之功。经外奇穴子宫,位于中极穴旁开 3 寸处,治疗子宫疾病,滋养胞宫。十七椎下乃经验效穴,可增强调节冲任,补益肝肾之功。针刺手法:运用轻补轻泻以得气为度的手法,从而调整经穴气血以达到协调体内各部分功能。

奚永江,浦蕴星治疗不孕症取穴经验比较如表 3-1。

表 3-1　奚永江与浦蕴星治疗不孕症取穴经验比较

穴　位	奚永江经验	浦蕴星经验	位置关系
中极	√	√	脐下 4 寸
关元	√	√	
归来	√		中极旁开 2 寸

续　表

穴　　位	奚永江经验	浦蕴星经验	位置关系
大赫		√	中极旁开 0.5 寸
子宫	√	√	中极旁开 4 寸
肾俞	√	√	
肝俞	√	√	
脾俞	√		
膀胱俞	√		
十七椎下		√	
次髎		√	
三阴交	√	√	
足三里	√		
太溪		√	
公孙	√		
肝郁气滞	气海、血海、太冲		
血瘀痰湿	丰隆、曲池		
胞寒温灸	神阙、子宫、阳关、命门		
耳穴	子宫、卵巢、肾上腺、内分泌、皮质下、神门、少腹		

　　浦蕴星在遵从奚氏针灸治疗不孕症方案宗旨的基础上，用前后两组穴位，一阴一阳，一腹一背，平衡阴阳，补益肝肾，调摄冲任。

十四、浦蕴星研制督罐的故事

　　2014 年 7 月 10 日上午是浦蕴星临床带教门诊，浦蕴星带来一大一小两个胶囊型的特殊形状的玻璃火罐，是 20 世纪 80 年代初浦蕴星提出并带领团队研制的，用于吸拔在督脉经循行部位，故称督罐。

　　市售的、临床上常见使用的玻璃火罐为圆形，虽制式分大、小型号，但是用于吸拔督脉经循行部位，最大口径的火罐也不能够包含 2 穴的范围，而且圆形口玻璃火罐为外翻式边口，在督脉经线上拔罐两罐口之间的距离必然需要占据更多的范围，若临床需要取用相邻或相近部位的穴位拔罐，则圆口火罐的制式不能满足需要（图 3 - 13、图 3 - 14）。

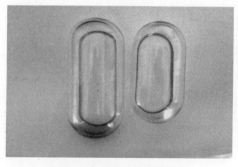
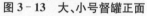

图 3-13　大、小号督罐正面

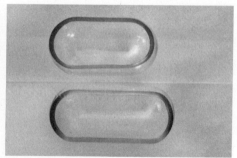

图 3-14　大、小号督罐口径正面

浦蕴星提出研制长形口径火罐的想法,起初设想督罐的长度尽量长,督脉经上下用两个督罐便可。然而,罐口的口径越长,灌口内的空气越不容易排出,吸拔力越弱。经初步研制,决定督罐的长度起码能覆盖督脉 2~3 个穴位的距离,浦蕴星于是在罐的长度、高度,罐壁的厚度,罐内腔的形状,罐口缘的形状、罐的内腔和罐口大小比例等方方面面反复试制,以能满足临床操作为标准(图3-15、图 3-16)。

大号和小号督罐在于长度的不同,大号督罐吸拔可涵盖督脉经 2~3 个穴位,小号督罐吸拔可涵盖督脉经 1~2 个穴位。

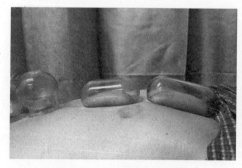

图 3-15　长形督罐实际应用

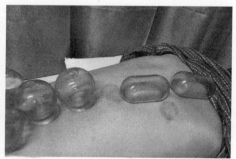

图 3-16　长形督罐与圆形火罐配合应用

浦蕴星工作室成员为督罐申请专利,2015 年 10 月获得实用新型证书(专利号 ZL 2015 2 0367608.8,证书号第 4661156 号)。专利技术评价认为,督罐的形状、尺寸、厚度等比例合理,能满足临床操作,即闪火法排空罐内腔的空气,吸拔有力,罐口边缘附着紧密又不使皮肤被卡疼等要求(图3-17)。

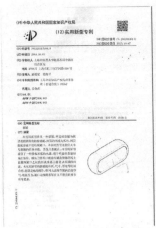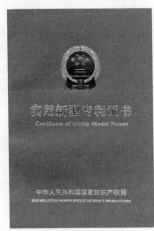

图 3-17 督罐专利证书

　　浦蕴星一生实践着传统特色的针灸临床,但不乏创新精神,创新思路来源于临床实践,为"火罐家族"增添了新成员。

第四章
名医工作室团队跟师心得集萃

大 医 精 诚

时光的脚步总是很快,忆起2008年首次跟随浦师门诊,至今已整十载,仍然清晰地记得,第一次看到浦师给患者施治时的情形,当时我脑海中跳出来两句话:"目无外视,手如握虎。""知为针者信其左,不知为针者信其右。"不错,这正是浦师施针时的状态,在治神守气下双手配合运用针法进行施治。浦师医术高超,为人却低调谦和,从不自诩名医,从不贪恋名利,默默耕耘杏林,悉心教导后学。

2016年我有幸成为奚氏针灸流派学术继承人,正式拜入浦师门下,跟随浦师学习的那段日子,得到恩师的倾囊相授,也被恩师高尚德行所影响,可谓获益终生。浦师秉承奚氏针灸流派特色,亦强调针灸贵在彻悟医理,临证不拘常法;注重针刺手法的应用和研究,并指出,针法手法当以《内经》刺法为根本,但也要根据时世的更替、环境的变化、人类身体素质的改变等而做出相应的变化;在针法应用时一定要结合当时的诊察技术及人体体质特性,灵活调整针法方案,比如针刺的量和度、针具的选择、针刺时间的选择以及针刺与现代诊疗方法的结合等;方案或简或全,当灵活应变,不可固守一法。

浦师行医六十五载,治愈疾患无数,涉猎病种甚广,尤其是在治疗一些现代医学较为束手的疑难病症中,总能显示出针灸的奇效。比如2016年浦师门诊接诊的一位汗管角化症患者,此患者受罹患汗管角化10余年,发作时奇痒难忍,通过现代医学方法治疗屡难起效,经浦师诊治10余次痊愈,至今未再复发,浦师认为此病虽非针灸科常见疾病,但是遵循辨证论治的原则,可以治疗,治疗时当着眼于督脉穴及背俞穴调治整体,局部治疗次之,同时还要考虑到患者长受承受病患之苦,必然伴随情志不畅,故在治疗时要兼顾条畅情志。跟诊老师治疗每一疾患,都能让我的思路有所拓展;老师的每一次教授,都是毫无保留,倾囊相授其所学。

浦师耕耘杏林,身具大医之体,以精湛医术诚心救人,完美地诠释了何为大医精诚,是我辈医者的楷模。

(梁瑞珑)

名医名师,仁心仁术

还在做医学生时,就一直听闻浦师针灸取穴精妙,手法出神入化,一直未有机会聆训教诲,直到 2014 年成立浦蕴星工作室,得以跟诊在侧,一窥究竟。

初跟吾师,首先感受到的是浦师发自内心的人文关怀。我们常常说,作为一个医生能做到的只是"有时去治愈,常常去帮助,总是去安慰",然而在实际的临床当中,往往侧重于治疗本身,很少能真正地去关怀病家。而浦师从接诊那一刻开始,就已经处处为对方考虑,令人有如沐春风之感,如此一来,既有利于建立信任的医患关系,也能使患者情绪上纾解大半,更易奏效。浦师在临床取穴上,对于久病、内科杂病,也往往会选用督脉及一些疏肝解郁的穴位来调畅情志,因为往往久受疾苦,必然伴有情志不舒,可见浦师对情志致病之重视。

其次,浦师在看病时很注重望闻问切,四诊合参。古代医家云"望而知之谓之神,闻而知之谓之圣,问而知之谓之工,切而知之谓之巧"。浦师会仔细观察患者来时的第一印象,包括衣服的厚薄、面色的荣枯、唇甲的颜色、语声的高低,以及患者最困扰的症状。来求诊于浦师的患者,多数都是疑难杂症,或者是长期治疗疗效欠佳的疾病,在问诊时,浦师在十问的基础上再结合当下主诉,寻求可能相关的发病原因,收集相关病史特征,从而得到疾病的证型和病机,达到临床取效的最终目的。

作为一位名中医,老师具有博大包容的胸怀和高瞻远瞩的视野,对于现代医学,她主张扎根中医,西为中用,中西医结合。因为身处于综合性医院,我常有机会和外科打交道,浦师常常鼓励我将针灸运用于外科疾病中去,中西医并举。并且平时她也经常翻阅各种医学期刊,获取最新的医学进展,与我们共同探讨。浦师这种开明包容、与时俱进的积极向上的心态,深深影响了我。

跟师日久,聆听老师的谆谆教诲,学到的不仅是老师不拘常法的临证变通,灵活运用的针刺手法,高超准确的辨证施治,更多的是老师的为人,所谓立业先立德。在 2016 年我终于有幸正式拜入浦师门下,成为奚氏针灸流派学术继承人。浦师却说,今后我们共同钻研,一起探讨。她从不以名医自诩,一直悉心教导,全部倾囊相授,毫无保留。作为她的学生,我不仅学到了安身立命的一技之长,更领悟到了浦师高尚的医德和强大的人格魅力,可谓是获益终生。

（曹　前）

厚德载物,师恩永存

第一次跟师浦师是在 2008 年,那时我已处在硕士学习阶段的后期,还记得第一次见到这位和蔼可亲的老太太,微笑吟吟,谦厚温顺,与她交流时只感到温暖,当时脑海中便印出"厚德载物"四个字。

我于 2009 年夏天毕业,再次跟随浦师学习,已经是多年以后了,再见到浦师,依然亲切,她是针灸大家,但没有架子,关心学生的学习、生活和工作,犹如一位家长。浦师与我们谈临床经验,强调针刺剂量的重要性,如同药物达到一定浓度才能得到预期的效果。临床操作时,她用拇指、示指轻捻针尾行捻转,腕部稍有屈伸以提插针身,五指屈时汇聚力量,伸时如飞燕将指力沿针身传达到针下,因此气聚于穴位周围,患者在接受治疗时,每每都有"酸胀""沉实"这样的反馈。浦师强调针刺治疗的剂量是临床难以量化的指标,不如药物治疗处方清晰可见,只有针灸医师临床中自己总结体会,因此医师在临床治疗时也要观察和思考。浦师教我们经典,《灵枢·卫气》云:"气在胸者,止之膺与背俞。气在腹者,止之背俞。"说明了脏腑之气与其俞、募穴相联系。《难经·六十七难》:"阴病行阳,阳病行阴。故令募在阴,俞在阳。"指出俞募配穴是调和脏腑阴阳,以求气机达到升降有序的平衡状态,在临床实践中她便善用俞募配穴,并加入调神的方法,因为"心身合一""心神合一",这是注重精神状态影响身体状态的一种"整体观"。浦师在临床治疗病患时,对行针行气的时间都有一定的要求,每个穴位的行针时间都接近半分钟,她认为只有气至,后续留针才有其意义。每每见到这位鹤发童颜的老者,站立一上午,连续地为比她年轻的患者诊治,心里都充满敬佩与感动,感觉看到她,就知道什么叫作"察岁时于天道,定形气于予心"。

我用向浦师学习的方法,在临床中诊治患者,颇有受益,自己撰写小文、病例报道等,以和同道分享交流,其中有一篇"顽固性呃逆"的病例,发表于 2015 年 1 月的《人民军医》杂志。2016 年年底,浦师身体欠佳,但仍坚持在门诊为患者诊疗。我记得她最后一次门诊时说,春节的时候我去把身体调养好,开春可以回来再好好门诊。我想老师教会我的,不仅是医者要不断精进医术的专业要求,更要有一颗悬壶济世的仁医之心,浦师的精神,会由工作室的每一位后辈,代代传承。感恩浦老!

(吕　瑛)

为医当立德博学思辨,付诸实践;
为师当传道授业解惑,付诸言行

5 年前,我因有幸随导师徐佳主任医师学习,方得到进入吾师之师,上海市名中医浦蕴星前辈的工作室学习的机会,进而有幸近距离随浦师临诊。4 年的光阴,浦师高尚的医德、广博的学识、灵活的思辨、无私的带教,其言其行,至今都深深地影响着我。

"凡大医治病,必当安神定志,无欲无求,先发大慈恻隐之心。"求诊于浦师的患者身份背景各不相同,且多半为病程久、症情复杂、曾辗转多地就诊之人,即便初次发病,亦是因症情较重方来就诊,故首诊患者多愁眉不展,内心焦灼。而浦师皆"普同一等",且以她和善的微笑及幽默睿智的语言,进行详细的问诊,耐心地引导,往往可先让患者病痛立减三分。浦师热爱临床,牵挂患者,即便步入耄耋之年,仍坚持出门诊。记忆里,浦师小小的身影在诊间与治疗间慢慢地穿行,往往一走一站就是一上午。浦师从不轻易停诊,除非其病痛着实影响与患者交流,影响为患者行针,才会休息一次。

医道贵在彻悟医理,为医须知常达变。浦师针灸临证重视以切诊为先。《灵枢·九针十二原》有云:"五脏有疾,应出十二原,而原各有所出,明知其原,睹其应,而知五脏之害矣。"《灵枢·背俞》中亦有"欲得而验之,按其处,应在中而痛解,乃其俞也"之言,皆体现了切诊的重要性。故浦师灵活地根据辨证,循经络切诊,寻找压痛点、敏感点及结节等异常变化,从而作为诊断疾病的参考,同时也是治疗取穴的依据。浦师临证颇为重视整体观,体现在其衷中参西的思维方式,体

现在其治疗内科疾病时标本兼治的理念,体现在其临证取穴时对督脉与背俞穴的重视及任督穴与特定穴的配伍,体现在"标、本、根、结"理论的灵活运用等。浦师重视针刺手法的灵活运用,但万变不离其宗,即《内经》的刺法。如刺络法在类风湿关节炎患者伴有关节肿胀热痛中的运用,热补针刺手法在不孕症患者中的运用,多向透刺针法在痹证中的运用等。且因为重视行针时双手的配合及对针感进行了精细的反馈,故显著提高了疗效。

浦师为医为学认真严谨,求真务实,为人低调谦和,淡泊名利,对于学生,对于我们,她都有问必答,且耐心讲明,还会启发我们进行更多的思考,然后以临床疗效解除吾辈心中的疑惑。在学习工作之余,浦师还很关心我们的生活,真的倍感温暖。

很感恩,在曾经求学的关键时期,能有机会跟随浦师及师门前辈们学习,虽然有很大的收获,但更多地是发现自己还有很多的不足。如果用一句话概括我跟师期间最大的收获,那便是"为医当立德博学思辨,付诸实践;为师当传道授业解惑,付诸言行",这也是我日后不断努力的目标。医学之路,"路漫漫其修远兮",然"吾将上下而求索"。

(李 阳)

医者仁心,师者厚德

2016 年的冬日,因岳阳医院上海近代中医流派临床传承中心传承工作的推进,我万分有幸地成为奚氏针灸流派学术继承人,正式拜入浦蕴星老师门下。

第一次跟随浦师门诊的情景至今记忆犹新,在走往浦师诊室的路上我的内心十分激动,从学习针灸、进入岳阳医院以来,浦师的大名如雷贯耳,想要跟随浦师学习的前辈数不胜数,而浦师愿意接受我这样一个初出茅庐的小医生成为她的徒弟,这是我何等的幸运。

那日浦师治疗的第一位患者是她一个多年的老患者,患有严重的抑郁症,已无法正常工作与生活。《类经》云:"医必以神,乃见无形,病必以神,血气乃行,故针以治神为首务。"浦师非常强调治神,且贯穿于诊治疾病的全过程。浦师先是在治疗前非常耐心地询问起她最近的情况,从身体的不适到与家人的相处、情绪的变化等,事无巨细,并用风趣的语言开导她,随后浦师给患者进行了背俞穴及督脉的施针,同时配合运用宁心安神的方法,取印堂、神庭、神道、神门等穴。看到浦师每一针都是双手进针并配合一定的手法施治,我当时很惊讶,学习针灸这些年以来我几乎已经很少见到坚持每一针均使用双手进针并且采用手法补泻的医生。这一患者前后施针加之手法的运用及留针守气,整个治疗过程约有 45 min。患者离开时同浦师说:"浦医生,每次只要到你这里来,我便感到很安心,你不仅帮助我解决病痛,还让我有一种安全感,我最信任的人就是你。"患者走后,浦师跟我详细介绍了这个患者的情况,她饱含关切及惋惜的口吻说:"她生活得很苦恼,我只能尽有限的力量帮助她,希望她一切能好起来。"我为医者与患者的这种情感的交通感到深深的感动。此后来的每一位患者,浦师都详细进行望闻问切,专注地进行针刺治疗,并为我们讲授她对于治疗这个疾病的经验与此次选穴所取的主治原则。这第一次的跟诊便让我获益匪浅,现代人往往追求高效、速成,我们都变得浮躁而沉不下心,这其实是学习中医的大忌,忘却了如何持守传统针灸的特色,忘却了治疗患者身体疾病的同时更应该与患者有更多的沟通,发自内心的关心患者。更让我意想不到的是,第一次跟诊结束时,浦师略展愁容地对我说:"小顾,你们现在的年轻医生都很优秀,我年纪大了,很多先进的技术都不懂了,我只怕能教你们的东西很有限,怕耽误了你们。"浦师"过分"的谦虚让我不知所措,当时只觉一阵鼻酸。

医者仁心,师者厚德。浦师精湛的医术、高尚的医德、崇高的师德永远存留我心,是吾辈当奋斗终身而追求的目标。

(顾沐恩)

仁心仁术,德医双馨

记得刚进针灸科工作时,总会听科里老师提到退休老主任浦师的精湛技艺和诊疗经验。初识浦师便是在我刚刚踏上工作岗位后不久,那是 2002 年的夏天。经科室老师推荐,我得到了跟随浦师门诊的宝贵机会。一直久仰其名,却未见过本人,能有这样的机会,我兴奋不已!事实上,等待我的是远比跟诊更难忘的一次深切体会,至今回想起来,那时候的场景仍历历在目!

那天浦师是下午的一点门诊,午饭后,我准备了随身笔记,穿戴整洁,从宿舍匆匆走去门诊。一路上,肚子开始胀闷不适,猜想是午饭吃得急又走得快,不碍事,我继续赶路。从门诊大厅走上二楼的楼梯,小腹部突然开始隐隐作痛,额头冒出少许冷汗,这种熟悉的感觉让我的神经紧张起来。我突然意识到自己不规则的生理周期可能不请自到了,那将又要面临难忍的疼痛,希望自己不会因为疼痛而影响下午的跟诊。然而,所有的担心都变成了现实,出了二楼的楼梯口,逐渐加剧的腹痛让走向浦师诊室的道路变得越来越漫长,我手扶着墙慢慢地向老师的方向迈进。隐约中似乎听到有人从遥远的地方呼唤着我的名字,在小腹的阵阵剧痛中,我昏倒了。等我再次清醒时,我已躺在了一张洁净的治疗床上。一位慈祥和蔼的老医生正用关切的目光注视着我。"怎么样了,哪里不舒服?"她温柔地擦去我额头的冷汗。我猜想,眼前这位老先生定是浦师。"浦老师,您好!我是今天来跟诊的小朱。实在抱歉,我有痛经,今天不巧赶上了。"我惭愧地耳根发烫,边答边起身要下床。"孩子,听话,躺下来让我给你看看!"浦师让我平躺下来,开始把我当病患诊治起来。那一刻,我感到了来自家中长辈对我的宠爱和温暖。老师看了我舌象,搭了脉,接着用手指从我足内踝处循着脾经切诊,寻找压痛点,在接近三阴交的位置,老师稍稍指压一下,我的脚顿时疼痛地弹起。浦师选取该穴,双手进针,我几乎没来得及感受针刺破皮的疼痛便觉得下肢一股暖流向腹部传来。接着老师在我腹部选取穴位,同样,我没感觉到进针的疼痛,却感到整个腹部以该穴为中心,一阵阵暖意呈同心圆般层层扩散开来,老师在行针同时不停地和我沟通"感觉到温热了吧""感觉扩散开了是吧"。事实上,我的一切体会完全在老师的掌控之中。几针下去,腹部的疼痛已渐渐消散,我完全沉醉在舒适的针感里,心中充满着温暖,更升起了对老师的无比崇敬!

这就是我的第一次跟诊经历,即便过去了十七个年头,那天的场景依旧记忆犹新。浦师慈爱的面庞,高超的技术让我终生难忘!作为学生,第一次的跟诊竟然让老师为自己操劳,实在羞愧之至。然而,发病第一时间能体会到老师精湛高超的医技,我又是何等的幸运!在往后的岁月里,这份幸运也一直伴随着我,老师毫无保留,倾其所有地传授教导于我们。

当今针灸临床医生对切诊重视不足,浦师和我们强调切诊在针灸临床中有着极其重要的作用。老师认为针灸是直接刺激经脉腧穴的治疗方法,病邪的多少,气血的盛衰,脏腑经脉的相互联系和影响,各人禀赋的不同,使得疾病在经脉穴位上的反应不尽相同,因此,经络切诊在诊断和治疗中尤其重要。临床上,我们常常看到老师根据辨证,循经络切诊,寻找压痛点、敏感点或是条索、结节等作为诊断疾病的参考,也是选穴的依据。这点,我更是深有体会。

对于针刺手法,老师也是尤其重视。老师的每一针都是双手进针配合手法补泻。老师临床上常常会运用烧山火、透天凉的复式手法。《金针赋》中记载该手法"驱运气血,顷刻周流,上下通接,可使寒者暖而热者凉,痛者止而胀者消,若开渠之决水,立时见功……其病皆随手而愈"。虽说古籍中描述的是经验之谈,但叙述尚不够详细,而浦老师的临床演示堪比教科书,甚至更为精准有效。遥想当年我小腹部感受到的层层扩散的暖意,正是老师当时运用烧山火针刺补法所得。这点在我同老师治疗的患者沟通针感时得到了共鸣。这样的针感在我们自己的临床治疗中尤为少见,究其根本还是对老师复式手法的学习只停留在外形,还没领悟其真正精髓。

浦师高超精湛的医术足以让她闻名于世,然而她一世淡泊名利,低调谦和。当今的众多名医,只要提及浦师,无不表示尊重与敬仰!老师对我们倾囊相授其所学,只可惜我等愚钝,跟师许久也只是悟到一点皮毛,实在有愧于恩师!老师高尚的医德,精湛的医术让我们受益终身,希望我等不断钻研,砥砺前行,练就过硬的技能,将她传承和发扬!

(朱润佳)

授岐黄之术,传医德仁心

浦师在我心目中不仅仅是传道授业解惑的恩师,更是教授我仁心仁术、引导我不断前进的人生导师。跟随老师学习的那些年,提升的不仅仅是我的临床诊疗能力,更有我的品性道德、责任意识。浦师于我而言是灯塔、是榜样、是信仰,在我迷茫时指引我前进的方向,让我在医学这条路上走得更为坚定、坦荡、踏实。

浦师医术精湛、医德高尚,作为上海市名老中医,浦师多年来坚持以 38 元最低的专家挂号费用为广大前来求医的患者提供最尽心尽责的医治。浦师非常重视针刺后的行针,多年来坚持在每一针进针后为患者进行行针。到浦师门诊来寻求救治的患者多为疑难杂症,已在他处医治而无效的患者为多,无论是多困难的疾病,老师都是一视同仁,不会因为疾病过于复杂,或是患者过于难缠而有所退缩。曾记得在老师的门诊中碰到过一位精神病患者,患者患有"解离型人格分离"症,时常会出现与现实不符的幻想,老师对她极其耐心,无论她说了多少过激的言论，老师总是温柔相劝，而正向引导。浦师也是一位自我要求极高，对医术精益求精、不断探索、永不停下学习脚步的老师。曾记得有一位患者是周围性面瘫后遗症，之前因面瘫治疗过度而导致倒错、面肌痉挛，老师曾用多种方法进行治疗，可效果一般，后为寻求新的治疗方案，老师常在门诊结束后总结思考、翻阅医书，为之寻求新的治疗方法，每次治疗后还会询问患者感受，以期达到更好的疗效。

浦师大公无私、倾囊相授，学习中难免碰到难点及迷茫处，每每询问老师，老师总时知无不言，言无不尽，以引导的方法对我们进行指导，引导我们自行思考，发展我们自己的诊疗思路。老师还曾让我在其身上行针，亲自教授我行针手法中需要改进注意的地方，被提点时我心中既是满满的感动，但又掺杂着羞愧，因无法很好地为老师行针而羞愧，但老师却一直还安慰我说"没关系的，你尽管操作，不要有压力"。她还将她曾经的笔记给我们大家分享学习，老师的笔记中字迹娟秀，将自身心得和临床案例整齐而又全面地记录了下来，每每看到老师当年的学习笔记都觉得赏心悦目，而这些笔记更是督促我们自己不断学习，更加努力提高自身专业素养的动力。

浦师待人和蔼、耐心，无论是对于患者还是学生，老师都温柔相待，直到现在我都能想起每每与老师打招呼时，老师回馈于我的音容笑貌，犹如冬日的太阳，暖心而亲切。老师虽然身材小巧，但在我心目中，她非常的伟岸，她的高大体现在她的品德高尚上，在她的仁心仁术上，在她的淡泊名利上，在她的不畏艰难上……

写至此，已泪流满面，感恩浦师曾出现在我的生命中，为我树立了一位有医术、有医德的仁医该有的模样。我将永远铭记老师的教导，在医学的道路上砥砺前行！

（陈奕奕）

附 录

工作室成员发表论文题录

［1］ 李阳.基于"真实世界研究"对名老中医经验传承与发展的思考[J]中国中医药现代远程教育,2015,13(20),93-94.

［2］ 徐佳,吕瑛.锋勾针排脓放血对面部寻常痤疮皮损修复作用的观察[J].上海针灸杂志,2010,29(6):357-359.

［3］ 曹前,项琼瑶,吴红军,等.扶正通腑导滞法联合电针阳明经穴对腹腔镜术后胃肠功能恢复的影响[J].中医药导报,2017,23(10):89-91.

［4］ 李阳,纪军,徐佳.针灸治疗未破裂卵泡黄素化综合征的研究述评[J].J Acupunct Tuina Sci,2015,13(6):398-404.

［5］ 吕瑛,石向东,王洁,等.辨证取穴结合电针刺激伸肌对脑卒中后偏瘫患者腕踝关节活动的影响[J].上海针灸杂志,2017,36(7):776-780.

［6］ 顾沐恩,吴焕淦,刘雅楠,等.从长链非编码 RNA 角度探讨针灸治疗 IBD 的效应及调节机制[J].世界中医药,2017,12(2):417-723.

［7］ 吕瑛,李丽,陆学胜,等.电针刺激伸肌结合辨证取穴治疗卒中后腕关节痉挛效果观察[J].人民军医,2017,60(2):172-173.

［8］ 吕瑛,张靖怡.电针结合灸法治疗顽固性呃逆 1 例[J].人民军医,2015,58(1):41.

［9］ 马星,徐佳.火针结合放血疗法治疗病理性瘢痕验案[J].按摩与康复医学,2019,10(6):46-47.

［10］ 吕瑛,吴耀持,张俊峰,等.基于导气针法联合电针治疗腰椎间盘突出症的疗效观察[J].西部中医药,2019,32(1):105-108.

[11] 顾沐恩,刘世敏,茅骏霞,等.微格教学在医学生临床教学中的应用研究[J].中国高等医学教育,2016(10):76-77.

[12] 朴雪梅,李阳,杨月,等.奚氏针法对类风湿关节炎患者外周血单个核细胞中 miR-146a 表达的影响[J].上海中医药大学学报,2016,30(1):32-35.

[13] 李志元,纪军,徐佳.针灸治疗慢性荨麻疹现状分析与展望[J].上海针灸杂志,2012,31(5):360-363.

[14] 吕瑛,张靖怡.中西医治疗湿疹研究进展[J].人民军医,2014,57(1):89-90.

[15] 吕瑛,梁瑞珑.卒中偏瘫后遗症针刺康复的临床研究进展[J].人民军医,2016,59(5):508-510.

[16] 徐佳,刘征,牛艳霞,等.针刺对阻塞性睡眠呼吸暂停低通气综合征患者深浅睡眠的调节作用[J].辽宁中医杂志,2010,37(10):2029-2031.

[17] 王亚平,徐佳.综合医院中医人才培养途径的思考[J].中国中医药现代远程教育,2010,8(7):11-12.

[18] 徐佳.锋勾针治疗寻常痤疮临床特色技术[C]//北京中医药大学,中国针灸学会.第四届国际针灸推拿技法演示暨 2016 年腧穴耳穴应用与针灸教育学术年会论文集,2016:5.

[19] 赵佳佳,徐佳.近五年针灸治疗类风湿关节炎的临床研究文献概况[J].河北中医,2016,38(12):1890-1894.

[20] 丁纪望,纪军,徐佳.近 10 年痤疮的针灸临床治疗概况[J].上海针灸杂志,2014,33(6):592-595.

[21] 张靖怡,吕瑛,刘巧,等.锋勾针治疗寻常性痤疮疗效观察[J].上海针灸杂志,2013,32(11):929-930.

[22] 张靖怡,吕瑛,曹前,等.锋勾针与美容针对脓疱性痤疮皮损修复作用的比较研究[J].上海中医药大学学报,2013,27(6):51-53.

[23] 赵华,赵百孝,徐佳,等.点按瘢痕灸预处理对大鼠脑缺血再灌注损伤的保护作用[J].北京中医药大学学报,2012,35(5):337-339,351.

[24] 赵华,徐佳,蒋洁.试述《灵枢·经脉》的"有穴通路"[J].中外妇儿健康,2011,19(6):321-322.

［25］　赵华,赵百孝,徐佳,等.线香点按瘢痕灸预处理对局灶性脑缺血再灌注大鼠 SOD、NO 的影响[J].山东中医杂志,2012,31(4)：271-273.

［26］　张靖怡,吕瑛,徐佳.锋勾针与美容针对寻常性痤疮皮损修复作用的比较研究[C]//中国针灸学会、上海中医药大学.中国针灸学会第九届全国中青年针灸推拿学术研讨会论文集,2010：6.

［27］　徐佳,徐鸣曙.电针对大鼠脑缺血—再灌注过程中体感诱发电位 P1-N1、N1-P2 峰峰值变化的影响[J].上海针灸杂志,2010,29(8)：542-545.

［28］　徐佳,牛燕霞,朴雪梅,等.针刺对阻塞性睡眠呼吸暂停低通气综合征患者血氧饱和度的影响[J].中国针灸,2009,29(1)：84-86.

［29］　牛燕霞,徐佳.针刺对阻塞性睡眠呼吸暂停低通气综合征患者血氧饱和度作用的临床观察[C]//中国针灸学会.中国针灸学会第八届全国中青年针灸推拿学术研讨会论文汇编,2008：3.

［30］　周爽,徐佳,黄建华,等.电针对大鼠高血压性脑出血血肿周围组织 NF-κB TNF-α 表达的影响[J].中医药学刊,2005(6)：985-986.

［31］　赵华,徐佳.磁圆针与针刺配合治疗颈性眩晕 32 例[J].上海针灸杂志,2003(8)：11.

［32］　徐佳,葛林宝,徐鸣曙,等.大鼠栓线法 MCAO 模型中栓线插入深度的研究[J].上海实验动物科学,2002(4)：209-212.

［33］　徐佳,葛林宝,郑江澜,等.电针远近部位穴位对暂时性脑缺血大鼠脑组织、血清一氧化氮含量影响的比较研究[J].针刺研究,2001(4)：243-246.

［34］　徐佳,葛林宝,陈汉平.远近部位穴位对脑缺血大鼠脑组织 Ca^{2+}、Na^+、K^+ 含量影响的比较[J].上海针灸杂志,2001(5)：36-37.

［35］　徐佳,葛林宝,眭久红,等.远近穴位对脑缺血大鼠脑组织 SOD MDA 影响的比较[J].辽宁中医杂志,2001(4)：237-238.

［36］　徐佳.针刺治疗急性缺血性中风的临床研究概况[J].新疆中医药,2000(1)：61-63.

［37］　徐佳,葛林宝.针灸对实验性脑缺血作用机理研究概况[J].上海针灸杂志,1999(5)：46-48.

［38］　韩建中."顺势伏针法"治疗类风湿关节炎 30 例[J].江苏中医,1999

(7)：40.

[39] 朱润佳,吴闽枫,张惠芳,等.毫火针治疗带状疱疹(急性期)30 例临床疗效观察[J].中国中西医结合皮肤性病学杂志,2016,15(2)：99－102.

[40] 朱润佳,徐鸣曙,葛林宝,等.电针对脑卒中恢复期患者康复及 TCD 影响的临床研究[J].上海针灸杂志,2015,34(5)：389－392.

参考文献

［1］ 奚永江. 奚永江针灸临证验案［M］. 北京：学苑出版社，2009.

［2］ 奚永江. 针法灸法学［M］. 上海：上海科学技术出版社，1985.

［3］ 上海中医学院. 针灸学［M］. 上海：上海人民出版社，1974.

［4］ PU YUN‐XING. Pfr pu yun‐xing acupuncture et moxibustion 35 ans d'expérience clinique［M］. Avignon：Imprimerie des Editions Arts & Systèmes，1997.

［5］ 奚永江. 针刺得气和补泻关系的探讨［J］. 中医杂志，1962，13（12）：29‐31.

［6］ 奚永江，杨仁德，王卜雄，等.《针灸大成》中腧穴功效的计算机分析［J］. 上海针灸杂志，1988，23（2）：36‐39.

［7］ 奚永江. 针刺"平补平泻"法的探讨［J］. 上海中医药杂志，1963，10（12）：22‐23.

［8］ 孙作露，奚永江，陈汉平，等. 中医血瘀证与类风湿关节炎的关系研究［J］. 针刺研究，1995，20（2）：71‐75.

［9］ 奚永江，浦蕴星. 针刺治疗夜盲症［J］. 江苏中医，1960（7）：46‐47.

［10］ 奚永江，浦蕴星. 针刺治疗丹毒急性发作 20 例疗效观察［J］. 广西中医药杂志，1982（6）：5‐6.

［11］ 奚永江，胡知临，姚斐贤. 针灸治疗肺结核 24 例初步观察［J］. 上海中医药杂志，1960，5（3）：120‐122.

［12］ 浦蕴星. 针灸治疗闭经疗效分析［J］. 上海针灸杂志，1994，11（6）：257‐258.

［13］ 奚永江，钟宝人，瞿佩玉. 针灸治疗 15 例慢性肾炎的疗效观察［J］. 上海针灸杂志，1982，10（4）：14‐16.

［14］ 奚永江.针刺治疗急性传染性肝炎100例疗效观察［J］.上海中医药杂志，1962,6(10)：11-14.

［15］ 浦蕴星,奚德培.针刺治疗类风湿关节炎的疗效观察［J］.上海针灸杂志，1991,2(1)：3-5.

［16］ 浦蕴星,宋毅勤,张佳华.温针夹脊穴治疗颈椎病［J］.上海针灸杂志，1984,13(2)：18-19.

［17］ 浦蕴星,陈文娟.针刺促排卵63例临床观察［J］.上海中医药杂志,1991,2(2)：3-5.

［18］ 蔡玉梅.浦蕴星教授临证经验［J］.针灸临床杂志,1997,13(6)：11.

［19］ 陆瘦燕,秦于生,奚永江,等.经络"导气"针法的感觉循行与多方位经穴肌电测绘之临床观察［J］.上海中医药杂志,1963,1(11)：1-6.

［20］ 宋毅勤,浦蕴星.温针夹脊穴治疗颈椎病46例［J］.中国针灸,1988,4(6)：6.

［21］ 宋毅勤,浦蕴星.运用肌电图检验温针夹脊穴对颈椎病的疗效［J］.上海针灸杂志,1988,2(2)：4-5.

［22］ 孙作露,奚永江,陈汉平,等.针刺对大鼠实验性关节炎的影响——针刺活血化癖效应观察［J］.中国针灸,1996,26(2)35-38.

［23］ 奚永江,浦蕴星,陈桂玲,等.针刺治疗早期类风湿关节炎34例临床观察［J］.上海针灸杂志,1985,1(4)：1-2.

［24］ 奚永江.针刺治疗夜尿症2例［J］.上海中医药杂志,1965,5(8)：6.